MOBIWELL
VERLAG

Hochdosiert

Die wundersamen Auswirkungen extrem hoher Dosen von

VITAMIN D3,

dem Sonnenschein-Hormon

Das große Geheimnis, das Ihnen die Pharmaindustrie vorenthalten will

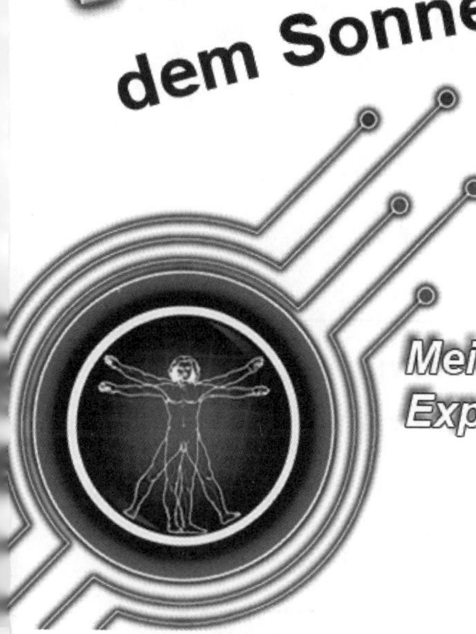

Mein 1 Jahr dauerndes Experiment mit 100.000 IE/Tag

Jeff T. Bowles

Jeff Bowles

Hochdosiert

Die wundersamen Auswirkungen extrem hoher Dosen von Vitamin D_3: Das große Geheimnis, das Ihnen die Pharmaindustrie vorenthalten will

Titel der Originalausgabe: „The miraculous results of extremely high doses of the sunshine hormone Vitamin D_3“

Siebte Auflage, 2016

Deutsche Übersetzung: Peter Hiess
Korrektur: Dominik Wagner
Umschlaggestaltung: Doug Wolfe
Layout: Inna Kralovyetts

MOBIWELL VERLAG

www.mobiwell.com

ISBN: 978-3-9814098-9-5

HAFTUNGSAUSSCHLUSS DES VERLAGS

Die in diesem Buch wiedergegeben Ratschläge des Autors stellen keinen medizinischen Rat dar und können einen solchen auch nicht ersetzen. Bitte sprechen Sie mit Ihrem Arzt, bevor Sie die folgenden Empfehlungen umsetzen. Unser Verlag kann keine Haftung für etwaige Risiken bei der Einnahme ungewöhnlich hoher Dosen von Vitamin D übernehmen.

Inhalt

Worum es in diesem Buch geht

Die Schulmedizin ist – wenigstens für die Patienten – eine Mausefalle. Die meisten Ärzte studieren ein paar Jahre und üben dann ihren Beruf nur aus, um Geld zu verdienen. Lernen interessiert sie nicht.

Ich hingegen habe mehr als zwanzig Jahre lang Krankheiten und den Alterungsprozess studiert; die Hälfte dieser Zeit habe ich zwölf Stunden am Tag in der Bibliothek der medizinischen Fakultät verbracht, um dort klinische und wissenschaftliche Studien zu überprüfen. Ich habe drei wichtige wissenschaftliche Publikationen veröffentlicht – und zwar in einer Fachzeitschrift, deren Herausgeber insgesamt fünf Nobelpreise erhalten haben. Die Redakteure hielten meine Aufsätze für äußerst spannend und von großer Bedeutung für die Medizin. Soviel zu meinen Referenzen … doch wovon handelt nun das Buch, das Sie in Händen halten?

Irgendwann wurde mir klar, dass 4.000 IE[1] Vitamin D_3 täglich nicht ausreichend für mich waren. Daher beschloss ich, mich auf ein „gefährliches" Experiment einzulassen, das genau dem ärztlichen Rat widersprach, den ich in den vorangegangenen Jahren so oft erhalten hatte:

„NEHMEN SIE NICHT ZU VIEL VITAMIN D_3 EIN – DAS IST GEFÄHRLICH!"

Die empfohlene Dosis beläuft sich auf 400 IE täglich; ich begann aber gleich mit 20.000 IE, also dem 50fachen davon. Nach etwa vier Monaten steigerte ich die Dosis auf 50.000 IE (das 125fache der angeblich „sicheren" Dosis) und später dann auf 100.000 IE (250 mal soviel wie empfohlen).

Wie es mir in den vergangenen zehn Monaten ergangen ist? Bin ich gestorben? Krank geworden? Nein, ganz im Gegenteil. Meine hochdosierte Vitamin-D_3-Therapie über ein Jahr hinweg hat alle meine chronischen Leiden geheilt – und einige davon hatten mich mehr als 20 Jahre gequält.

---

1 IE steht für „internationale Einheiten".

1. Meine „schnappende Hüfte“ (coxa saltans), die mir 23 Jahre lang Schmerzen zufügte und gegen die kein Arzt etwas tun konnte, ist vollständig geheilt: kein Schmerz und kein Schnappen mehr!
2. Der gelbe Nagelpilz, den ich unter den Zehennägeln hatte, widersetzte sich 20 Jahre lang hartnäckig jeder Behandlung. Erst zehn Monate hochdosiertes Vitamin D_3 haben meinen Nägeln ihre gesunde Farbe zurückgegeben. Vollständig geheilt.
3. Ein Knochenvorsprung am Ellbogen, durch den ich aussah wie der Comic-Matrose Popeye, hat sich komplett aufgelöst. Mein Ellbogen sieht heute wieder aus wie vor 20 Jahren.
4. 15 Jahre lang haben mich meine schmerzhaften, knackenden und krachenden arthritischen Schultern daran gehindert, einen Baseball ordentlich zu werfen. Auch dieses Leiden ist verschwunden – und ich werfe den Ball heute viermal so weit wie zuvor.
5. Ein Überbein an meinem Handgelenk war fünf Jahre lang nicht zu beseitigen. Mittlerweile ist es von Golfball- auf Erbsengröße geschrumpft, fühlt sich steinhart an, schmerzt nicht und schrumpft weiter.
6. Eine kleine subkutane Zyste zierte mein Gesicht 20 Jahre lang – jetzt ist sie weg!
7. Dazu kommt, dass ich mein Gewicht ohne jede Diät von 92 auf 81 Kilo reduzieren konnte.

Auf den folgenden Seiten werde ich Ihnen in allen Einzelheiten von den Folgen meines Experiments berichten und Sie vor möglichen Gefahren warnen. Außerdem stelle ich Ihnen eine einfache und elegante neue Theorie vor, die besagt, dass sich eine Therapie mit hochdosiertem Vitamin D_3 vorbeugend oder heilend auf alle Epidemien und Gesundheitsprobleme auswirken kann, unter denen die Menschheit seit den 1980er Jahren leidet – seit der Zeit also, als Mediziner den Menschen erstmals rieten, nicht in die Sonne zu gehen und stets Sonnencreme zu verwenden. Genau das ist der Grund für die weitverbreiteten Volkskrankheiten, mit denen wir heute konfrontiert sind: Adipositas (Fettleibigkeit), Autismus, Asthma und viele andere.

Die Theorie ist alles andere als kompliziert: Vitamin D_3 ist ein Hormon, das von der menschlichen Haut erzeugt wird, wenn man sie der Sonneneinstrahlung aussetzt. Es handelt sich also gar nicht um ein Vitamin – man hat es bei seiner Entdeckung nur falsch benannt. Wenn man einen zu geringen Vitamin-D_3-Spiegel hat, dann versucht der Körper, sich durch Überfressen auf den Winter vorzubereiten; außerdem verlangsamt er sämtliche Vorgänge, um Energie zu sparen, und ruft sogar Depressionen hervor, die einen davon abhalten sollen, aus dem Haus zu gehen. Es ist übrigens genau diese Senkung des Vitamin-D_3-Spiegels, die einem Bären signalisiert, dass die Zeit für die Winterruhe gekommen ist.

Wenn der Körper mit einer durch den Winter verursachten Knappheit rechnet, dann wird er natürlich damit beginnen, alle wichtigen Ressourcen für später aufzusparen. Das führt zu einer Erscheinung, die ich das „Unvollständige-Reparatur-Syndrom" genannt habe und die für die meisten menschlichen Erkrankungen verantwortlich ist – abgesehen von spontanen Genmutationen, die Krankheitsbilder erzeugen, sowie durch das Altern hervorgerufene Erkrankungen. Mit hochdosiertem Vitamin D_3 lässt sich eine Vielzahl von Erkrankungen vermeiden oder behandeln; unter anderem Multiple Sklerose, Asthma, 17 verschiedene Krebsarten, Lupus, Arthritis, Herzkrankheiten, Adipositas, Depression, die Parkinson-Krankheit und viele mehr.

Die erste Fassung dieses Buches wurde in nur vier Tagen niedergeschrieben!

Als ich mich hinsetzte, um dieses Buch zu schreiben, merkte ich sofort, dass die Arbeit daran schnell und einfach vor sich gehen würde - ohne Schreibhemmung oder sonstige Störungen. Ich wusste von Anfang an, dass ich nur ein paar Tage dafür brauchen würde.

Das lag daran, dass ich absolut begeistert von der Idee war und bin, meinen Lesern über mein „gefährliches Experiment“ (wie es die Ärzte nannten) und die daraus gewonnenen Erkenntnisse zu berichten. Ich konnte es gar nicht erwarten, das alles aufzuschreiben.

Der Inhalt in aller Kürze

Ich möchte Ihnen gleich zu Anfang ein paar besondere Leckerbissen servieren, um Ihnen Appetit auf das Buch zu machen. Bei meinen Selbstversuchen und den vielen Recherchen und Überlegungen zum Thema bin ich zu einer sehr prägnanten Theorie über D_3 gelangt, die in ihrer Einfachheit durchaus elegant ist. Dazu habe ich einfach ein paar simple Fakten kombiniert und meinen gesunden Menschenverstand benutzt. Sie mag einfach sein, doch sie könnte die Ursachen vieler Erkrankungen und Gesundheitsprobleme der Menschheit erklären, die mit ihrer Hilfe eventuell auch zu vermeiden wären. Ausgenommen davon sind, wie gesagt, altersbedingte Krankheiten sowie Syndrome, die von Genmutationen herrühren. Alles andere scheint meinen Untersuchungen zufolge durch die gewissenhafte und gelegentliche Anwendung einer Vitamin-D_3-Therapie mit extrem hohen Dosierungen vermeidbar oder heilbar zu sein.

Im Folgenden werde ich die wichtigsten Fakten und Ideen zu dem darlegen, was ich als „Menschliches-Winterschlaf-Syndrom“ bezeichne. Die Hauptursache dafür ist, dass der Körper nicht genug Sonne bekommt und sich daher so verhält, als müsse er sich auf den Winter vorbereiten.

Tatsache 1:

Vitamin D_3 ist gar kein Vitamin! In Wahrheit handelt es sich dabei vielmehr um ein Secosteroidhormon, das auf fast alle Körperzellen einwirkt, indem es eine Änderung der Genexpression hervorruft. Vitamin-D_3-Rezeptoren sind in sämtlichen Zellen vorhanden.

Tatsache 2:

Vitamin D_3 ist die aktive hormonelle Form von Vitamin D. Früher bekamen die Menschen den Großteil der notwendigen Vitamin-D_3-Dosis, indem sie ihre Haut der Sonne aussetzten. Die Sonne aktiviert eine inaktive Form des Vitamins, die dem D_3 sehr ähnlich ist und aus Cholesterin besteht, und wandelt sie in ein funktionsfähiges Hormon um. (Davor gibt es noch einige Zwischenschritte in der Leber und den Nieren, die uns aber in diesem Zusammenhang nicht interessieren müssen.) Vitamin D_2 und D_1 sind um einiges weniger wirksame, aus Pflanzen gewonnene Formen des Hormons, die man aus der Ernährung beziehen kann – unter anderem, indem man UV-bestrahlte Pilze zu sich nimmt. D_1 und D_2 werden allgemein als minderwertige, synthetische und schwächere Versionen des tierischen Hormons D_3 betrachtet. (Viele Hormone haben übrigens Cholesterin als Ausgangspunkt, weshalb man sie auch Steroide nennt – dazu gehören D_3, Testosteron, Östrogen, DHEA, Progesteron und Cortisol. Sie alle ähneln einander sehr bis auf ein paar winzige Abweichungen.)

Tatsache 3:

In den sonnigen Sommermonaten erzeugt die menschliche Haut im Allgemeinen viel mehr Vitamin D_3 als in den dunklen Wintermonaten. Für viele Menschen ist die Nahrung heute die Hauptquelle von D3, früher jedoch bezogen sie den Großteil ihres D3-Bedarfs über das Sonnenlicht.

Tatsache 4:

Ein Mangel an Vitamin D_3 wird mit einer Unmenge von Erkrankungen und medizinischen Störungen in Verbindung gebracht. Befassen wir uns fürs Erste einmal mit Adipositas, Depression, Arthritis und der Anfälligkeit für Erkältungen.

Die Argumentation ist leicht nachvollziehbar: Im Frühling und im Sommer ist der menschliche Körper häufiger und stärker Sonneneinstrahlung ausgesetzt und hat daher einen hohen und stetig steigenden Vitamin-D_3-Spiegel. Evolutionsbedingt weiß der Körper, dass es in dieser Zeit reichlich Nahrung gibt, dass die Tage lang sind und dass alles gut ist. Das Sonnenlicht-Hormon D_3 teilt dem Körper mit, dass er ruhig eine Menge Energie verbrennen und sich in verschiedene Aktivitäten stürzen kann, weil genug Nahrung und Vitaminquellen vorhanden sind. Daher bezieht man aus D_3 sehr viel Energie; es steigert den Aktivitätslevel, vermindert Hungergefühle und hält uns gesund (worauf ich später noch ausführlicher eingehen werde).

Wenn in den nördlichen Breitengraden der Winter kommt, wird in den dort ansässigen Menschen eine drastisch verminderte Menge des Sonnenlicht-Hormonsignals D_3 produziert. Dank der Evolution weiß der Körper nun, dass ihm eventuell eine Nahrungsknappheit bevorsteht, wie das früher im Winter oft der Fall war. (Zum Thema „Nahrungsknappheit im Winter“ fällt mir gleich die Donner Party ein. Diese Siedlergruppe geriet im Winter 1846/47 in den Bergen der Sierra Nevada in einen Schneesturm und wurde derart vom Winter überrascht, dass sie nicht mehr weiterziehen konnte. Um zu überleben, wurden die Siedler zu Kannibalen – und nur 48 der ursprünglichen 87 kamen durch.)

Wären Sie nun ein im Norden lebender Bär, dann würde ein abnehmender, niedriger D_3-Spiegel ihrem Körper mitteilen, dass er sich auf die Winterruhe vorbereiten soll. Beim Amerikanischen Schwarzbären zum Beispiel liegt der Vitamin-D_3-Spiegel im Sommer bei 23 nmol (oder

10 ng/ml) und geht während der Winterruhe auf 8 nmol/l (3 ng/ml) zurück. Die Abnahme von D_3 wird durch das starke Ansteigen einer inaktiven Form von Vitamin D kompensiert – im Fall des Bären durch das Pseudovitamin D_2. In Vorbereitung auf die Winterruhe frisst ein Bär soviel er kann, um möglichst viel Gewicht zuzulegen und so den Winter überstehen zu können. Bei Bärinnen beträgt die Gewichtszunahme vom niedrigsten Sommergewicht bis zum Winterruhegewicht oft 70 Prozent. Auch zahlreiche andere Säugetiere halten Winterruhe oder Winterschlaf – unter anderem Waschbären, Stinktiere, Waldmurmeltiere, Streifenhörnchen, Hamster, Igel und Fledermäuse. Die meisten Reptilien und Amphibien überdauern den Winter in Kältestarre (Winterstarre), während Krokodile und Alligatoren in der kalten, dunklen Jahreszeit monatelang ohne Nahrung auskommen. Anscheinend ist der Winterschlaf[2] eine Reaktion, die sich von Zeit zu Zeit in allen Tieren beziehungsweise deren evolutionären Vorfahren entwickelt hat. In diesem Zusammenhang ist es sehr wahrscheinlich, dass sich auch in uns Menschen ein uralter und teilweise unterdrückter Winterschlafmechanismus verbirgt, der in unserer DNS festgeschrieben ist.

Winterschlaf

Wenn Sie Zweifel daran hegen, dass der Mensch von einem Vorfahren abstammt, der Winterschlaf hielt, dann zweifeln Sie wohl auch daran, dass sich der Hund aus einem Urahnen entwickelt hat, der Winterschläfer war. Die Existenz des Marderhundes – eines primitiven Wildhundes, der evolutionär gesehen zwischen dem modernen Hund und dessen Vorfahren

2 *Anm. des Verlags:* Mit „Winterschlaf" ist hier wie auch im ganzen Buch die Überwinterung von Lebewesen im passiven Zustand, wie Winterstarre, Winterruhe und Winterschlaf, gemeint. Der Autor benutzt den Begriff „Hibernation". Wir haben uns für die vereinfachte Variante entschieden.

steht, aber bis heute existiert – wird Sie wohl vom Gegenteil überzeugen. In der englischen Wikipedia heißt es über dieses Tier:

> „Marderhunde sind die einzigen bekannten Hundeartigen, die Winterschlaf halten. Zu Beginn des Winters nimmt ihr subkutanes Fett um 18 bis 23 Prozent zu, während ihr Bauchfett 3 bis 5 Prozent zulegt. Tiere, die diesen Fettanteil nicht erreichen, schaffen es üblicherweise nicht, den Winter zu überleben. Während des Winterschlafs geht der Stoffwechsel um etwa 25 Prozent zurück. In Gegenden wie der russischen Region Primorje, wo diese Tiere eingewandert sind, schlafen sie nur während schwerer Schneestürme. Im Dezember nimmt ihre physische Aktivität ab, sobald eine Schneehöhe von 15 bis 20 Zentimeter erreicht ist; dann entfernen sie sich höchstens noch 150 bis 200 Meter von ihrem Bau. Ihr Aktivitätsgrad erhöht sich erst im Februar wieder, wenn die Weibchen brünstig werden und wieder mehr Nahrung vorhanden ist."

Es stellt sich daher die Frage, ob auch wir Menschen – wie viele andere Säugetiere – eine Winterschlafreaktion zeigen, sobald unser D_3-Spiegel sinkt, weil unsere Haut nicht mehr genug Sonnenstrahlung erhält. In dieser Zeit gelüstet es uns dann vielleicht nach Kohlehydraten, wir nehmen stark zu und werden anschließend deprimiert, sodass wir uns verlangsamen und nicht mehr soviel wertvolle Energie verschwenden. Ist es möglich, dass die Evolution uns langsamer macht, indem sie unseren Körper an der normalerweise harmlosen Erkältung erkranken lässt (gegen die wir im Sommer üblicherweise immun sind)? Im Winter fesselt sie uns etwa eine Woche lang ans Bett – wodurch wir noch mehr Energie sparen. Will uns die Evolution vielleicht noch weiter verlangsamen, indem sie uns durch Arthritis verursachte Schmerzen behindert, wegen denen wir das Haus nicht verlassen und so keine, möglicherweise knappen, Energiereserven aufbrauchen? Ich glaube, man kann diese Fragen mit einem deutlichen JA beantworten. (Eine alternative Erklärung für die Vorstellung, dass uns die Evolution durch Schmerzen und Beschwerden verlangsamt, ist die, dass uns die Evolution während des Winterschlafs nicht vollständig repariert, sondern gerade so weit, dass wir über die Runden kommen. Auf diese Art kann der Körper kritische Ressourcen einsparen, die er für eventuelle spätere Krisen braucht. Stellen Sie sich vor, Ihr Körper weiß, dass Ihnen eine dreimonatige Knappheit bevorsteht, und Sie brechen sich einen Arm. Wird der Körper da wirklich sämtliche Calziumreserven aufbrauchen, um Ihren Arm zu reparieren, oder ihn nur soweit wiederherstellen, dass er gerade so funktioniert? Und was, wenn Sie sich den Arm während der Hungermonate ein zweites oder drittes Mal brechen? Hätte Ihr Körper dann ausreichend Calzium auf Lager, um diese Brüche zu reparieren, wenn er beim ersten Mal alles aufgebraucht hätte? Auf diesen Gedanken werde ich später noch ausführlicher eingehen …)

Tatsache 5:

Die überwiegende Mehrheit fettleibiger, depressiver, an Arthritis leidender oder von Schmerzen im Bewegungsapparat geplagter Menschen hat nachgewiesenermaßen einen Mangel an Vitamin D_3.

Tatsache 6:

Experimente in Gefängnissen, in denen 100 Prozent der Insassen Winter für Winter an grippalen Infekten erkrankt waren, haben Folgendes ergeben: Wenn man den Häftlingen eines einzelnen Zellentraktes D_3-Vitaminzusätze verabreichte, wurde kein einziger von ihnen krank.

Tatsache 7:

Seit Anfang der 1980er Jahre, als die Ärzteschaft erstmals vor zu viel Sonne warnte, ist der Bevölkerungsanteil an übergewichtigen Erwachsenen sowie die Häufigkeit vieler anderer Krankheiten (darunter Asthma und Autismus) sprunghaft angestiegen.

Tatsache 8:

Ebenfalls Anfang der 1980er haben Ärzte uns zu raten begonnen, die Sonne zu meiden und im Freien stets Sonnenschutzmittel mit hohem Lichtschutzfaktor zu verwenden, um so dem Hautkrebs vorzubeugen.

Das „Menschliche-Winterschlaf-Syndrom"

Das Fazit, das wir aus all den erwähnten Tatsachen ziehen können, ist: Wenn man nicht genug Vitamin D_3 zugeführt bekommt, rechnet die Evolution mit einer demnächst eintretenden, den gesamten Winter anhaltenden Knappheit und versucht, eine Winterschlafphase auszulösen, die bis zum Frühling und der Rückkehr der Sommersonne anhält. Wenn Sie nach dem Winter nicht wieder in die Sonne gehen, dann werden Sie bald an einer chronischen Form der von mir als „Menschliches-Winterschlaf-Syndrom" bezeichneten Mangelerscheinung leiden.

Das „Unvollständige-Reparatur-Syndrom"

Daraus lässt sich auch eine Theorie ableiten, mit der sich die vielen anderen Erkrankungen und Leiden erklären lassen, die durch einen niedrigen Vitamin-D_3-Spiegel entstehen: das „Unvollständige-Reparatur-Syndrom". Dieser von mir kreierte Begriff bezieht sich auf die Tatsache, dass die

Evolution unseren Körper darauf eingestellt hat, knausriger mit seinen Reserven umzugehen und sie sparsam dazu einzusetzen, Verletzungen zu heilen, also nur die notwendigsten „Instandhaltungsarbeiten" durchzuführen. Das führt dazu, dass die Reparaturvorgänge unvollständig bleiben und die Instandhaltung nur so weit stattfindet, dass wir gerade über die Runden kommen. Der Körper verharrt so lange in dieser Betriebsart, bis er wieder das Signal des Sonnenlicht-Hormons erhält, das ihm mitteilt, dass von nun an wieder Ressourcen im Überfluss zur Verfügung stehen. Von diesem Zeitpunkt an kann er die unvollständigen Reparaturen sowie die sparsame Instandhaltung rückgängig machen, um sie nochmals gründlich, richtig und komplett durchzuführen, mit allen dazu notwendigen Mitteln.

Das ist auch schon das ganze Geheimnis. Wenn Sie – wie die meisten Menschen – einen chronisch niedrigen Vitamin-D_3-Spiegel haben, das ganze Jahr über oder vielleicht sogar Ihr ganzes Leben lang, dann werden Sie mit der Zeit depressiv, fettleibig und krank. Ihr Körper wird mehr und mehr Verletzungen aufweisen, die nie ganz ausgeheilt sind, und unter Instandhaltungsproblemen leiden, die sich nie ganz beseitigen lassen. Seit 1980, als die Ärzteschaft uns erstmals riet, die Sonne zu meiden und stets Sonnenschutzmittel mit hohem Lichtschutzfaktor zu verwenden, leidet ein zunehmend größerer Teil der US-Bevölkerung an Adipositas. Auch weitere gesundheitliche Probleme wie Autismus, Asthma und sogar gefährliche Erdnussallergien machen sich immer stärker bemerkbar.

Soweit also in aller Kürze zur Theorie, die diesem Buch zugrundeliegt. Wenden wir uns jetzt den Hintergründen zu.

Die Geschichte von Vitamin D_3

Im Folgenden möchte ich in einigen Absätzen die Geschichte des Vitamin D_3 präsentieren – vielleicht weckt sie Ihr Interesse, mehr darüber zu erfahren:

Vermutlich wusste die Menschheit bereits im Altertum über die Existenz von Vitamin D Bescheid. Es wurde jedoch erst im Jahre 1650 erstmals ein Fall von Vitamin-D-Mangel wissenschaftlich beschrieben – damals nannte man die Erkrankung Rachitis. Und es dauerte gar bis 1920, bis die Eigenschaften von Vitamin D_3 bekannt wurden. Ein Wissenschaftler experimentierte damals mit Hunden, die zeit ihres Lebens in geschlossenen Räumen verbrachten und nie die Sonne sahen. Er fand heraus, dass die Tiere keine Rachitis bekamen, wenn man sie mit ein wenig Lebertran fütterte. Weiterhin wurde festgestellt, dass die Rachitis auch heilte, wenn man die Hunde dem Sonnenlicht aussetzte. Erst später entdeckte man, dass es sich bei dem im Lebertran enthaltenen Wirkstoff um Vitamin D_3 handelte.

Was ist nun Rachitis? Es handelt sich um eine Knochenerkrankung, die im 19. und frühen 20. Jahrhundert unter der Einwohnerschaft europäischer und amerikanischer Städte weitverbreitet war. Damals arbeitete ein großer Teil der Bevölkerung in Fabriken und damit in geschlossenen Räumen, wodurch die Menschen nicht ausreichend Sonne bekamen. Kinder, die an Rachitis litten, wiesen Wachstumsstörungen, krumme Beine und weiche, schwache Knochen auf; bei Frauen wurde durch die Erkrankung das Becken so stark deformiert, dass sie nur mehr per Kaiserschnitt gebären konnten. Wenn Erwachsene an Rachitis erkrankten, gab man der schmerzhaften Knochenerweichung den Namen Osteomalazie („schlechte Knochen").

Da irgendein Bestandteil des Lebertrans diese Mangelerscheinung anscheinend kurierte, belegte man den Wirkstoff mit dem Namen „Vitamin D" – da man kurz zuvor erst die Vitamine A, B und C entdeckt hatte. Man war sich der Tatsache nicht bewusst, dass es sich gar nicht um ein Vitamin handelt, sondern vielmehr um ein wichtiges Steroid (bzw. Secosteroid), das die meisten Lebensformen anscheinend für ihre Gesundheit benötigen. Vitamin D_3 ist nicht nur in Lebertran enthalten (auch die Dorsche, von denen diese Substanz stammt, erzeugen es), sondern kann auch von unserem eigenen Körper produziert werden, wenn wir in der Sonne sitzen und das Sonnenlicht auf unsere ungeschützte Haut einwirken lassen. Das gilt übrigens auch für Hunde, Katzen, Ratten und die meisten anderen Lebensformen. Irgendwie schafft es die Sonne, durch ihr Fell zu gelangen und den Produktionsprozess von Vitamin D_3 anzukurbeln. (Wie ich später erfahren habe, sondern behaarte Säugetiere und Vögel eine ölige Substanz auf ihr Fell beziehungsweise ihre Federn ab, die in ihrer Zusammensetzung dem Vitamin D_2 sehr ähnelt und von der Sonne in Vitamin D_3 umgewandelt wird. Die Tiere erhalten das für sie notwendige D_3 dann, wenn sie sich putzen und dabei das aus der D_2-artigen Substanz hervorgegangene D_3 ablecken.) Vitamin D_3 ist also nicht nur für uns gut, sondern auch für unsere Hunde, Katzen und anderen Haustiere. Ich kann mir gut vorstellen, dass Vitamin D_3 (sowie Vitamin K_2 – mehr dazu später) auch für die großen Hunderassen gut ist, die so anfällig für Arthritis sind.

Es war eine bedeutende wissenschaftliche Erkenntnis, als die Forscher herausfanden, dass man nur etwa 400 IE Vitamin D täglich (oder ein wenig Sonnenlicht, das ein paar Minuten auf die Haut einwirkt) benötigte, um Knochenerweichung, Wachstumsstörungen oder Beckendeformationen zu verhindern. Bis vor zwei Jahren, als das amerikanische *Institute of Medicine* die empfohlene tägliche Vitamin-D_3-Dosis auf 800 bis 2.000 IE erhöhte, wurde davon abgeraten, mehr als 400 IE täglich zu konsumieren ... 400 IE! Das ist gerade genug, um den Tod oder einen äußerst kräftezehrenden Knochenschwund abzuwenden. Und bis 2011 war in den gebräuchlichen Multivitaminpräparaten auch nicht mehr enthalten – also bekam man eine höhere Dosis nur, wenn man ein Sonnenbad nahm, und zwar ohne Sonnenschutzmittel.

Aus 20 mg Vitamin D in den 1920er Jahren werden 1.000.000 IE in den 1930ern

Die Angabe IE (= Internationale Einheit) ist einfach nur eine Maßgröße in der Pharmazie, so wie cm (= Zentimeter) bei Längenangaben. Nach der ersten Auflage dieses Buches erfuhr ich, dass die großen Pharmakonzerne angeblich hinter der Einführung der Einheit IE steckten, um die Öffentlichkeit davon abzuhalten, selbständig hohe Dosen Vitamin D_3 einzunehmen, statt die teuren Medikamente der Pharmafirmen zu kaufen (20 Milligramm D_3 = 1.000.000 IE!). Dies würde auf eine Verschwörung der Pharmakonzerne hinweisen. Sie wollen den Konsumenten Angst machen, sich selbst zu medikamentieren. Darauf werde ich später noch eingehen.

Toxizität

Kurz nach der Entdeckung des Vitamin D entdeckte die Wissenschaft auch die Toxizität dieses Vitamins. Man nahm an, dass es deshalb giftig sein müsse, weil es nicht wie Vitamin C wieder aus dem Körper ausgespült wird, sondern sich im Fettgewebe ansammelt. Wenn man eine SEHR GROSSE Menge Vitamin D im Körper gespeichert hat, kann dies tatsächlich zu Problemen führen. In den schlimmsten Fällen (von denen kaum welche bekannt sind) kann die Toxizität des Vitamins Herzprobleme verursachen, die Gelenke angreifen, Nierenschäden hervorrufen, Bluthochdruck erzeugen und an verschiedenen Stellen im Körper zu Verkalkungen führen. Das kann einem schon Angst machen, nicht wahr?

Andererseits führen Rachitis und Vitamin-D-Mangel dazu, dass den Knochen Calzium entzogen wird, das dann im Blutkreislauf landet. Auch auf diese Art können die Gelenke durch arthritische Verkalkung angegriffen werden; zudem kann es zu Herzleiden und erstaunlich vielen anderen Erkrankungen kommen – wie Sie im Folgenden sehen werden. Offenbar macht man es also so oder so falsch. Aber vertrauen Sie mir: Wenn Sie dieses Buch gelesen haben, dann werden Sie erkennen, dass es für jeden Menschen den „genau richtigen" Vitamin-D_3-Spiegel gibt und die Chancen etwa hundert zu eins stehen, dass Ihr Spiegel um einiges zu niedrig für einen optimalen Gesundheitszustand ist. Die Wahrscheinlichkeit, dass Sie unter einem Vitamin-D_3-Mangel leiden, beträgt fast 99 Prozent – wenn schon nicht nach heutigen Kriterien, dann sicher nach zukünftigen.

Wie sich anhand der vorliegenden Daten zeigt, kam (und kommt) Vitamin-D-Toxizität äußerst selten vor – und zwar nur dann, wenn ein normal gesunder Mensch extrem hohe Dosen Vitamin D einnimmt, also etwa eine Million IE täglich, und das über einige Monate hinweg. Wenn diese Personen dann plötzlich die Einnahme der extrem hohen und meistens versehentlich konsumierten Dosen beendeten, kehrten sie zu ihrem Normalzustand zurück; manche jedoch litten dann an einer eingeschränkten Nierenfunktion und erhöhtem Blutdruck, was möglicherweise auf eine Verkalkung der Nieren und Arterien zurückzuführen ist. Das mag manchem riskant erscheinen – doch die Risiken, die mit einem verminderten Vitamin-D_3-Spiegel einhergehen, sind wesentlich bedrohlicher.

Soweit bekannt ist, hat sich noch nie ein Fall von Vitamin-D-Toxizität durch zuviel Sonnenstrahlung ereignet. Ein Arzt schreibt auf seiner Website: „Die gesundheitlichen Bedenken gingen aus ein paar frühen Fällen von Vitamin-D-Toxizität hervor, die aber großteils auf Ursachen wie Verunreinigungen in der Vitamin-D-Produktion, die Verwendung synthetischer Vitamin-D-Analoga, die versehentliche Einnahme extrem hoher Dosen oder Personen mit Vitamin-D-Überempfindlichkeit zurückzuführen waren. Aus verschiedenen Gründen löste das Thema Vitamin-D-Toxizität dann eine übertriebene Sorge aus, deren Ausmaß wir erst heute erkennen. Im Rückblick muss die Forschung zugeben, dass Vitamin-D-Toxizität selten vorkommt und im Allgemeinen aus der oralen Einnahme extrem hoher Dosen, nie jedoch aus Sonneneinstrahlung resultiert." (Quelle: „Nutrition & bone health. Vitamin D: An old bone builder takes on new importance" von Susan E. Brown, PhD)

Ich habe selbst ein wenig über Vitamin-D-Toxizität nachgeforscht und sämtliche seit 1967 in wissenschaftlichen Fachzeitschriften erschienenen Artikel zum Thema in der „Pub-Med"-Datenbank[3] studiert. Dabei fand ich heraus, dass Vitamin-D_3-Toxizität selbst bei sehr hohen Dosen so gut wie nie vorkommt; in den meisten Artikeln wird berichtet, dass Menschen extrem hohe Dosen eingenommen haben, ohne irgendwelche Schäden davonzutragen. Die Beiträge wurden deshalb veröffentlicht, weil die Ärzte über diese Ergebnisse so verblüfft waren – sie widersprachen nämlich allem, was sie während ihrer Ausbildung über die Nachteile von Vitamin D gelernt hatten. Ich entdeckte aber auch, dass eine kleine Minderheit von etwa fünf Prozent der Gesamtbevölkerung auf sehr hohe Vitamin-D-Dosen empfindlicher reagiert als der Rest.

Die Bedeutung von Vitamin K_2 (nicht K_1)

Die neue, vorherrschende Theorie besagt, dass Vitamin-D-Toxizität auf den Abbau von Vitamin K_2 im Körper zurückzuführen sei, weil hohe Dosen von Vitamin D angeblich körperliche Reaktionen hervorrufen, bei denen das Vitamin K_2 verbraucht wird. Vielleicht leiden die fünf Prozent

3 http://www.ncbi.nlm.nih.gov/pubmed

der Bevölkerung, die ungünstig auf Vitamin D_3 reagieren, also nur an einer besonders unzulänglichen Vitamin-K_2-Versorgung. Daher sei an dieser Stelle extra darauf hingewiesen: Sollten Sie sich dazu entschließen, einen „gefährlichen" Selbstversuch mit Vitamin D_3 zu beginnen, dann denken Sie unbedingt daran, zwei oder drei Kapseln mit Vitamin-K_2-Nahrungsergänzung täglich einzunehmen. Bedenken Sie bitte auch, dass Vitamin K_1 kein Ersatz für K_2 ist, weil es zur Blutgerinnung beiträgt, während K_2 dafür sorgt, dass das Calzium in Ihren Knochen erhalten bleibt und nicht ins Blut und die Weichteilgewebe gelangt. Außerdem gibt es zwei Arten von K_2: MK-4 aus Tierprodukten und MK-7 aus Bakterien. Angeblich ist MK-7 die gesündere Form, und da bisher keine K_2-Toxizität nachgewiesen wurde, können Sie soviel davon nehmen, wie Sie wollen (mit Vorbehalten – aber dazu später mehr).

Achtung! Ich möchte noch einmal ausdrücklich auf den vorangegangenen Punkt hinweisen, da ich immer wieder E-Mails von Menschen erhalte, die hochdosiertes D_3 einnehmen wollen, ohne sich dabei auch mit Vitamin K_2 zu versorgen: Tun Sie das auf keinen Fall! Der Konsum hoher Dosen D_3 ohne die zusätzliche Einnahme einer ausreichenden Menge Vitamin K_2 wäre äußerst unklug!

Ich nehme auf je 10.000 IE Vitamin D_3 eine Tablette der Vitamin-K-Kombination namens „Super K" von **www.lef.org**. Dabei bin ich zwar nur von einer Schätzung ausgegangen, aber ich hatte immerhin ein ganzes Jahr lang keine Probleme damit. Alles klar? Nehmen Sie bitte keine hohen D_3-Dosen ein, ohne für eine Ergänzung mit Vitamin K_2 zu sorgen. Die Super-K-Tablette, die ich mit jeweils 10.000 IE Vitamin D_3 einnehme, enthält 1.000 µg K_1 (das wahrscheinlich gar nicht notwendig ist) und 1.000 µg K_2 der MK-4-Variante sowie 100 µg K_2 der MK-7-Variante. Wenn Sie mehr über die Bedeutung von Vitamin K_2 erfahren wollen, kann ich Ihnen das großartige Buch „Vitamin K_2 and the Calcium Paradox: How a Little-Known Vitamin Could Save Your Life" nur dringend ans

Herz legen – nach der Lektüre werden Sie mehr über das Thema wissen als beinahe jeder Arzt. Dieses Werk öffnet dem Leser wirklich die Augen.

Das Wichtigste, das mir aus dem erwähnten Buch in Erinnerung geblieben ist: Der weitverbreitete K_2-Mangel ist auf unsere moderne Ernährungsweise zurückzuführen. Wir brauchen K_2, um das Calzium in unseren Knochen zu erhalten und es nicht ins Blut und die Weichteilgewebe gelangen zu lassen. Eine häufige Folge des aktuellen K_2-Mangels ist Zahnkaries bei Kindern, die zudem öfter als früher Zahnspangen brauchen. Tiere und „unzivilisierte" Völker haben hingegen perfekte Zähne, leiden nicht an Karies, putzen sich nicht die Zähne und kommen ganz ohne Zahnspangen aus. „Schlechte Zähne" sind darauf zurückzuführen, das der Kieferknochen zu schmal ist, weil dort im entscheidenden Entwicklungsalter zu wenig Calzium abgelagert wird. Dank des K_2-Mangels in unserer modernen Ernährung haben wir zu viele Zähne für unsere verkümmerten Kieferknochen! Schiefe Zähne und Karies sind in der unzivilisierten Welt, wo die Menschen ausreichend mit K_2 versorgt werden, weder natürlich noch normal.

Vitamin K_2 ist in vielen Bioläden und über das Internet erhältlich. Ich selbst kaufe meine Vitamine D_3 und K_2 bei **www.lef.org**, dort wird für beste Qualität und faire Preise garantiert. Aber ich will hier keine Werbung für die Vitaminpräparate dieses Versands machen – ich habe auch schon die anderer Hersteller verwendet und war so gut wie immer zufrieden.

■ ***Letzte Meldung!*** Wie vor kurzem bekannt wurde, reagieren manche Menschen empfindlich auf zu viel Vitamin K_2, vor allem auf die MK-7-Variante. Wenn man die Begriffe „Vitamin K_2" und „Herzrasen" googelt, stößt man auf einige Fallbeispiele. Ich habe über dieses Problem nachgedacht und recherchiert, bis mir klar wurde, dass die Symptome von zu viel Vitamin K_2 dieselben sind wie die von Calziummangel. Anscheinend wirkt sich die Einnahme von großen Mengen Vitamin K_2 auf manche Menschen so aus, dass ihrem Blut und ihren Weichteilgeweben zu viel Calzium entzogen wird, wodurch Symptome eines Calziummangels ausgelöst werden – unter anderem Herzklopfen und starke Blutdruckschwankungen. Denken Sie also an diese mögliche Nebenwirkung und schränken Sie gegebenenfalls Ihren K_2-Konsum ein, beziehungsweise steigen Sie auf die MK-4-Variante um, wenn es bei Ihnen zu den erwähnten Problemen kommt. Allerdings hat nur eine von 100 „Versuchspersonen" über diese Auswirkung von Vitamin K_2 geklagt – und dieser Mann nahm 25 mg (also 25.000 µg) täglich davon ein, während ich nie mehr als 10.000 µg täglich genommen habe, zu einer Dosis von 100.000 IE D_3.

Toxizität

Zur Information meiner geschätzten Leserschaft zitiere ich im Folgenden die in „Pub Med" gefundene Zusammenfassung einer wissenschaftlichen Arbeit, in der ein möglicher Zusammenhang zwischen Vitamin-D-Toxizität und Vitamin-K-Mangel näher erläutert wird. Denken Sie bei der Lektüre aber bitte daran, dass der Autor der folgenden Zeilen nicht zwischen Vitamin K_1 und K_2 unterscheidet – nach weiteren Recherchen habe ich herausgefunden, dass es der durch hochdosiertes D_3 verursachte K_2-Mangel ist, der gefährliche Auswirkungen haben kann.

Quelle: Vitamin D toxicity redefined: Vitamin K and the molecular mechanism. (dt.: „Eine Neudefinition der Vitamin-D-Toxizität: Vitamin K und der molekulare Wirkmechanismus") **Masterjohn C. Weston A. Price Foundation, 4200 Wisconsin Ave., NW, Washington, DC 20016, United States. ChrisMasterjohn@gmail.com**
Med Hypotheses 2007; 68 (5):1026–34. Epub Dez. 2006

Kurzbeschreibung

„Die von manchen Forschern als therapeutisch optimal empfohlene Vitamin-D-Dosis ist doppelt so hoch wie die offiziell als sicher anerkannte Dosis. Es ist daher notwendig, den genauen Mechanismus zu bestimmen, der bei überhöhter Dosierung von Vitamin D eine Toxizität hervorruft, damit Ärzte und andere im Gesundheitswesen tätige Personen einschätzen können, wie man dieses Vitamin therapeutisch optimal dosieren kann, ohne dabei nachteilige Auswirkungen zu riskieren. Üblicherweise wird die Toxizität von Vitamin D zwar darauf zurückgeführt, dass hohe Dosen Hyperkalzämie auslösen, doch im Tierversuch hat sich gezeigt, dass die bei Hypervitaminose D beobachteten toxischen Endpunkte – wie Anorexie, Lethargie, Wachstumshemmung, Knochenresorption, Verkalkung der Weichteilgewebe und Tod – getrennt von der Hyperkalzämie betrachtet werden können. Das bedeutet, dass eine alternative Erklärung für den Wirkmechanismus der Vitamin-D-Toxizität gefunden werden muss.

Die in dieser Arbeit vorgestellte Hypothese soll eine neuartige Sichtweise anregen, derzufolge Vitamin D seine toxische Wirkung ausübt, indem es einen Vitamin-K-Mangel hervorruft. Das Wirkmodell geht davon aus, dass Vitamin D die Expression von Proteinen erhöht, an deren Aktivierung die Carboxylierung durch Vitamin K beteiligt ist; je mehr Carboxylierung erforderlich ist, desto stärker nehmen die Vitamin-K-Reserven im Körper ab. Da Vitamin K für das Nervensystem unerlässlich ist und eine wichtige Funktion beim Schutz vor Knochenschwund und der Verkalkung der peripheren Weichteilgewebe hat, führt ein Vitamin-K-Mangel zu genau den Symptomen, die mit Hypervitaminose D in Zusammenhang gebracht werden.

Diese Hypothese kann durch Beobachtungen belegt werden, nach denen Tiere mit Vitamin-K-Mangel oder einem Mangel an von Vitamin K abhängigen Proteinen bemerkenswert ähnliche Symptome aufweisen wie Tiere, an die toxische Vitamin-D-Dosen verfüttert wurden. Zudem hat sich erwiesen, dass Vitamin D und der Vitamin-K-Antagonist Warfarin ähnliche Toxizitätsprofile haben und ihre toxische Wirkung synergistisch ausüben, wenn sie kombiniert werden. Der vorliegenden Hypothese zufolge schützt Vitamin A ebenfalls vor der toxischen Wirkung von Vitamin D, indem es die Expression von Proteinen reduziert, die von Vitamin K abhängig sind – und damit den Abbau von Vitamin K vermindert. Wenn die Hypothese im Tierversuch bestätigt werden kann, müssen neue Modelle zur Berechnung der als sicher anerkannten Maximaldosis erstellt werden. Danach könnten Ärzte und andere im Gesundheitswesen tätige Personen ihre Patienten mit Vitamin-D-Dosen behandeln, die eine bessere therapeutische Wirkung erzielen als die derzeit eingesetzten. Nachteilige Auswirkungen werden vermieden, indem das Vitamin D gemeinsam mit den Vitaminen A und K verabreicht wird.“

Mein Kommentar dazu: Meiner Ansicht nach könnte man Vitamin A auch weglassen, da es nur den körpereigenen Vitamin-K_2-Bedarf herunterschraubt. Ich habe K_2 ohne Probleme eingenommen, also braucht man da nichts zu reduzieren, sondern kann ruhigen Gewissens mehr davon konsumieren.

Megadosierung

Als ich einer Medizinstudentin, die im dritten Jahr an der *Northwestern University* studierte, am Beginn meines Selbstversuchs erzählte, dass ich meine Vitamin-D_3-Dosis von 4.000 IE am Tag auf 20.000 IE erhöhen wollte, hielt sie mich für total verrückt und warnte mich vor den vielen Gefahren, die mir dank Vitamin-D-Toxizität bevorstünden. Mein Vater, ein mittlerweile pensionierter Arzt, der an der *Stanford University* studiert hatte, stellte mir ebenfalls das Attest aus, „völlig irre" zu sein und mich mit dieser Dosis binnen kurzer Zeit umzubringen. (Übrigens habe ich mit den erstaunlichen Ergebnissen meines Selbstversuchs meinen Vater davon überzeugen können, selbst 7.000 IE am Tag einzunehmen – was meiner Meinung nach immer noch zu wenig ist.) Sollten Sie aber einem normalen Arzt von einem solchen Vorhaben berichten, dann wird er Sie garantiert von diesem „Risiko" abzubringen versuchen. Die Angst vor Vitamin D_3 ist beinahe reflexhaft und wird Medizinern bereits am Anfang ihres Studiums eingetrichtert. Dabei braucht man sich im Internet nur die Schriften von Dr. John J. Cannell, dem Gründer und Leiter des amerikanischen Vitamin-D-Council [einer gemeinnützigen Organisation, die über Vitamin D informiert], durchzulesen. Sie wirken sofort beruhigend, da Cannell seinen Lesern rät, beim ersten Anzeichen einer Erkältung drei Tage lang je 50.000 IE einzunehmen. Er ist weiterhin der Ansicht, dass die Erhöhung der empfohlenen Tagesdosis Vitamin D_3 von 400 auf 800 bis 2.000 IE am Tag, wie sie vor kurzem durch eine von der US-Regierung sanktionierte Kommission erfolgte, geradezu lächerlich und eigentlich fast schon kriminell ist. Seiner Ansicht nach wären 10.000 IE für beinahe jeden Menschen eine gute Tagesdosis. (Bei jemandem mit meinem Gewicht – etwa 90 Kilo – würde ich bis zu dreimal soviel empfehlen.)

■ ***Später hinzugefügte Notiz***: Von meinem heutigen Wissensstand ausgehend, würde ich nach einem Jahr hochdosiertem D_3 einen Bluttest empfehlen und danach die Dosis so weit reduzieren, dass Ihr Spiegel bei 90 bis 100 ng / ml liegt. Ohne Blutuntersuchung – die, wie wir noch sehen werden, sowieso billig, einfach durchzuführen und im Prinzip schmerzfrei ist – lässt sich eine solche Dosiseinstellung kaum bewerkstelligen.

Wenn Sie in Sachen hochdosiertes Vitamin D_3 nach wie vor Bedenken haben, werden Sie später noch einige beruhigende Argumente zu lesen kriegen. In der Zwischenzeit sollten Sie stets an einen Fall aus dem Jahr 1966 (der auch im Internet dokumentiert ist) denken, bei dem mehrere Schwangere ein genetisch bedingtes Calziumproblem in ihren Babys verhindern wollten und zu diesem Zweck während der gesamten neun Monate ihrer Schwangerschaft eine Tagesdosis von 100.000 IE Vitamin D einzunehmen – und das ohne nachteilige Auswirkungen auf die Mütter und die Neugeborenen, die völlig gesund zur Welt kamen. Dabei sollten Sie allerdings bedenken, dass es sich bei dem Präparat um die schwächere Vitamin-D-Variante namens D_2 gehandelt haben könnte …

■ ***Neue Information!*** Vor kurzem habe ich von einem meiner Leser eine großartige E-Mail mit für mich neuen Fakten erhalten, die ich hier auszugsweise zitieren möchte:

> „Ich glaube, Ihre D_3-Dosis könnte immer noch zu niedrig sein. Die Pharmakonzerne und die *American Medical Association* [US-Ärztevereinigung] haben stark übertrieben, was die Toxizität von D_3 angeht. Wie Sie wissen, hat man diese Substanz sehr lange und sehr genau untersucht und getestet. Als Beweis dafür kann die Schaffung der ‚Internationalen Einheit' IE dienen, mit der man die Menschen nur verwirren wollte. Auch die Herstellung der rezeptpflichtigen, in der Krebsbekämpfung eingesetzten Medikamente Dalsol, Deltalin und Drisdol [Vita-

min D_2-Präparate], als gerade die positiven Auswirkungen von Vitamin D entdeckt wurden, war mit Sicherheit kein Zufall … Bei allen dreien handelte es sich nämlich schlicht und einfach um tägliche 50.000-IE-Dosen Vitamin D. Wenn es irgendwo Geld zu verdienen gibt, wie eben in der Krebsindustrie, sind die üblichen Verdächtigen sofort zur Stelle und übernehmen die Kontrolle.

Als Ende der 1920er Jahre Vitamin D heiß diskutiert wurde, gab die US-Regierung beim Medical College der University of Illinois in Chicago eine neunjährige Studie über die Toxizität von Vitamin D in Auftrag. Diese 1937 publizierte Studie, in deren Rahmen 63 Hunde und 773 Menschen getestet wurden, ist unter dem Namen ‚Steck Report' bekannt. In ihr heißt es: ‚Unter den 773 Versuchspersonen, denen über Zeiträume von sieben Tagen bis zu fünf Jahren routinemäßig Tagesdosen von 200.000 IE aufwärts verabreicht wurden, gab es keinen einzigen Todesfall.' Und weiter: ‚Einer der Autoren der vorliegenden Studie nahm selbst 15 Tage lang 3.000.000 IE täglich ein, wobei keinerlei schädliche Nebenwirkungen festgestellt werden konnten.'

Steck, I. E., M.D.; Deutsch, H., A.B. und Reed, C.I., PhD (College of Medicine, University of Illinois, Chicago): ‚Further Studies on Intoxication With Vitamin D' in *Annuals of Internal Medicine*, 1937, Vol. 10, No. 7, Jan."

(Denken Sie auch hier bitte daran, dass bei den Versuchen Vitamin D_2 eingesetzt wurde, das nur 1 / 4 bis 1 / 16 der Wirksamkeit von Vitamin D_3 besitzt.)

Mein „gefährliches" Experiment

Also gut – das mit der Geschichte des Vitamins D und seinen angeblichen „Gefahren" haben wir jetzt abgehandelt; wenden wir uns also endlich dem Thema zu, über das Sie wirklich etwas erfahren wollten: Was war denn nun so wunderbar an meinem Selbstversuch mit extrem hochdosiertem Vitamin D_3? Die folgenden paar Zeilen sollen Sie gleich motivieren, auch den Rest dieses Buches zu „verschlingen".

Als ich dies schreibe, bin ich 51 Jahre alt. Etwa ab meinem 27. Lebensjahr sammelten sich bei mir Verletzungen und andere Wehwehchen an, die nie heilen oder ganz weggehen wollten. Das alles waren keine schlimmen Beschwerden, aber eben diese ärgerlichen Dinge, die von den Ärzten nie richtig ernstgenommen und behandelt werden (weil sie vielleicht auch gar nicht wissen, was man dagegen tun soll), obwohl man sie eigentlich gern los wäre. Mit 27 war mir natürlich noch nicht klar, dass diese lästigen gesundheitlichen Probleme, die ich da anhäufte und später noch weiter anhäufen würde, wahrscheinlich alle miteinander zusammenhingen. (Später werde ich Ihnen dann übrigens noch von all den anderen damit in Zusammenhang stehenden Problemen berichten, die ich bereits im Kindesalter hatte – zum Beispiel Asthma, Aufmerksamkeitsdefizit- / Hyperaktivitätsstörung (ADHS) und Sklerodermie. Auch von den gesundheitlichen Problemen meiner Mutter – wie rheumatoide Arthritis, Depression, Krampfadern, chronisches Erschöpfungssyndrom, Knieprothese und Fehlgeburten –, die wahrscheinlich auch allesamt durch einen Vitamin-D_3-Mangel verursacht oder zumindest begünstigt wurden, wird später noch die Rede sein.)

Wenn das alles noch nicht Ihre Aufmerksamkeit geweckt hat, interessieren Sie sich vielleicht für die Möglichkeit, einer Unmenge von Erkrankungen *vorzubeugen*: Fettleibigkeit, Morbus Crohn, Reizdarmsyndrom,

Colitis ulcerosa, Diabetes 1 und 2, Schuppenflechte, Hautschuppen, Arthritis, Autismus (und höchstwahrscheinlich auch ADHS sowie Aufmerksamkeitsdefizitstörung), multiple Sklerose, Amyotrophe Lateralsklerose (ALS), viele Krebsarten (darunter auch Leukämie), Herzerkrankungen, Herzversagen, hypertrophe Kardiomyopathie, Schlaganfälle, Bronchitis, Tuberkulose und andere Lungenprobleme, Schizophrenie bei Kindern (die sich später zu der bei Erwachsenen verbreiteten Form weiterentwickelt), chronisch obstruktive Lungenerkrankung (COPD) und die damit einhergehende Bronchitis beziehungsweise das zentrilobuläre Emphysem, Herpes Zoster, Lupus und alle anderen Autoimmunerkrankungen, Erkältung, Akoholismus, Magengeschwüre, Gastritis, wahrscheinlich auch Akne, Schwangerschaftskomplikationen, Allergien, Karies bei Kindern und Erwachsenen und viele mehr – zum Beispiel auch der Fersensporn oder die Osteopenie, die Knochen nicht mehr zusammenheilen lässt. Auch wenn Sie meine Erlebnisse also nicht besonders interessieren, werden Sie im Folgenden sehr viel Interessantes entdecken. Und wenn Sie dieses schmale Bändchen fertiggelesen haben, sollten auch Sie davon überzeugt sein, dass fast alle der häufigsten Krankheiten der Menschheit nicht etwa durch angeborene genetische Mutationen verursacht werden oder auf die verbreitetsten Folgen des Alterns zurückzuführen sind, sondern dass durchweg ein zu geringer Vitamin-D_3-Spiegel hinter ihnen steckt.

Erstaunliche Ergebnisse

Schluss jetzt mit der Theorie – wahrscheinlich wollten Sie schon längst Fakten sehen. Lesen Sie also weiter; Sie werden hoffentlich genauso verblüfft sein, wie ich es bis heute bin!

- Im College hatte ich sehr erfolgreich Fußball und Rugby gespielt - zwei Sportarten, bei denen mein rechter Fuß häufig belastet wurde. Später, mit 28 Jahren, lernte ich Thaiboxen. Dabei muss man sehr oft mit seinem rechten Fuß zutreten. Im selben Alter begann dann auch mein Hüftleiden, ich litt an einer „schnappenden Hüfte". Von dem dazugehörigen Krankheitsbild hatte ich noch nie etwas gehört und war der Ansicht, dass es ziemlich selten sein müsste. Heute glaube ich, dass man es wahrscheinlich nur deshalb für so „selten" hält, weil die Mediziner keine funktionierende Behandlungsmethode dafür auf Lager haben. Bei ehemaligen Sportlern kommt die schnappende Hüfte sehr häufig vor; viele Menschen leiden darunter. Als ich in meinem Wohnort darüber zu reden begann, gestanden mir viele Leute, dass sie das Problem aus eigener Erfahrung kennen würden. Es ist meist auf sportliche Aktivitäten zurückzuführen, und man kann wirklich etwas dagegen tun. Wenn die Ärzteschaft diese Erkrankung mit einer Tablette oder einer einfachen Operation bekämpfen könnte, wäre diese Behandlungsmethode garantiert so bekannt wie Viagra ...

Ich versuchte mich selbst zu behandeln – mit Tiefenmassage, chiropraktischen Verfahren, Akupunktur und so weiter. Aber das alles half nicht, und als ich meinen 40. Geburtstag hinter mir hatte, wurde es schlimmer: Meine Hüfte begann zu schmerzen, sobald ich mehr als einen Häuserblock weit zu Fuß gegangen war. Etwa 19 Jahre lang hatte ich keine Schmerzen verspürt, sondern nur ein deutlich vernehmbares dumpfes Geräusch gehört, wenn ich meine Beine wie Flügel weit auseinanderspreizte. Erst als ich ungefähr 47 Jahre alt war, begann ich unter extrem starken Krämpfen zu leiden und musste Dehnungsübungen machen, weil ich sonst vor lauter Schmerzen nicht mehr hätte gehen können. Irgendwann beschloss ich, ernst zu machen und etwas dagegen zu unternehmen. Also informierte ich mich bei diversen Quellen und fand heraus, dass die Mediziner eine Operation empfahlen, mit der sie den Tractus iliotibialis – einen Sehnenstrang, der ihrer Meinung nach in zu geringem Abstand über den Oberschenkelknochen gleitet – zu „entspannen“ versuchen. Leider hasse ich Operationen, und als ich mir die „Erfolgsberichte“ von Patienten ansah, die sich diesem Eingriff unterzogen hatten, stellte ich fest, dass viele von ihnen unzufrieden mit dem Ergebnis waren. Ich probierte also andere Methoden aus … und da fing ich mit meinem D_3-Selbstversuch an.

Nach neunmonatiger Einnahme von hochdosiertem D_3 war der Fluch meines Erwachsenenlebens, diese schnappende und später so schmerzende Hüfte, von mir genommen! Was auch immer schuld daran war, hatte sich anscheinend aufgelöst; ich hatte einige Monate lang Hüftschmerzen, während die Heilung vonstattenging und dann der Heilungsprozess eintrat; manchmal musste ich ein paar Ibuprofen-Tabletten schlucken, wenn ich den Tag überstehen wollte. Ich glaube, dass dieser Schmerz durch eine Art Auflösungs- und Neuaufbauvorgang verursacht wurde, aber darauf werde ich später noch zurückkommen.

War das alles nur Zufall, wie die bereits erwähnte Medizinstudentin im dritten Jahr mir nahelegte? Lesen Sie bei meinem nächsten gesundheitlichen Problem weiter, wenn Sie das glauben …

- Im Alter von zirka 29 Jahren animierte uns der Ausbilder im Thaibox-Kurs, auf harte Gegenstände mit den Ellbogen einzuschlagen, um letztere dadurch härter und zu gefährlicheren Waffen zu machen. Eine Zeit lang stieß ich also mit meinem linken Ellbogen Löcher durch Trockenbauwände, schlug damit auf Sandsäcke ein und konnte zusehen, wie er langsam größer und knochiger wurde. Das war lange her – doch als ich etwa 35 wurde, hatte sich ein

Knochensporn an meinem linken Ellbogen gebildet. Dabei handelt es sich um eine knochige Erweiterung, die über den ursprünglichen Knochen wächst; man sieht so etwas vor allem bei älteren Männern, die richtige Höcker an einem oder beiden Ellbogen haben. Bei mir stand diese Erweiterung so weit vor, dass sich viele Leute darüber lustig machten und der Sohn meiner Freundin den Sporn dauernd angrapschte. Kurz und gut: Das Ding war hässlich! Im neunten Monat meines Selbstversuchs mit hochdosiertem D_3 begann ich plötzlich einen leichten Schmerz zu spüren, wenn ich mich auf die Armlehne meines Autos stützte. Ich dachte nicht weiter darüber nach, da die Stelle ja schon lange nicht mehr schmerzfrei gewesen war, und überprüfte auch nie, ob sich an meinem Ellbogen etwas verändert hatte. Erst vor kurzem bemerkte ich im Spiegel, dass der verdammte Knochensporn einfach verschwunden war – wenigstens zu 90 Prozent. Vielleicht war das Verschwinden meiner schnappenden Hüfte also doch kein Zufall … OK, gehen wir zum nächsten Problem weiter.

- Es ergab sich daraus, dass ich, als ich 28 Jahre alt war, in den Duschen der Sporthallen und Trainingsstudios immer barfuß herumlief. Als Kind und Jugendlicher war ich in Umkleideräumen und Schwimmbädern dauernd barfuß gegangen und hatte nie ein Problem damit gehabt. Fußpilz war in meinen Augen etwas, was nur anderen passierte. Und dann hatte ich ihn eines Tages – im erwähnten kritischen Alter – auf einmal selbst: einen dieser ekelhaften Nagelpilze, der sich unter dem Zehennagel einnistet, ihn verdickt, gelblich verfärbt und rissig macht. Man wird ihn einfach nicht los, weil er sich eben unterhalb des Nagels verbirgt. Bald hatte eine Zehe alle anderen angesteckt. Eine Pediküre erzählte mir, dass man dieses Problem nur los wird, wenn man sich alle Zehennägel operativ entfernen lässt. Nein, danke – zu schmerzhaft! Später kam eine Tablette auf den Markt, die zwar als Nebenwirkung gelegentlich Leberversagen auslöst, aber, wenn man das giftige Präparat drei Monate lang einnehmen und so in seinen Blutkreislauf schleusen würde, angeblich den Pilz unter den Zehennägeln beseitigen könnte. (Ich glaube, das Medikament heißt Lamisil.) Ich probierte es fünf Tage lang aus, aber die Sehnen in meinem Handgelenk begannen so zu schmerzen, dass ich es wieder absetzte. Der zweite Versuch verlief ähnlich, und so musste ich mich weiterhin für meine Zehen schämen. Irgendwann hörte ich auch von einer 450 Dollar teuren Laserbehandlung - ebenfalls mit eher zweifelhaften Ergebnissen. Auf die verzichtete ich zwar, doch brachte sie mich immerhin auf die Idee, meine Zehennägel mittels einer Lupe und Sonnenstrahlen zu erhitzen. Diese Methode mag bei manchen funktionieren, bei mir richtete sie jedoch wenig aus.

Dann ging ich es ernsthaft an und probierte etliche Hausmittelchen zur Heilung meiner Zehennägel aus: Ich feilte sie ganz ab und weichte sie in Bleichmittel ein; ich machte Fußbäder mit Mischungen aus Oregano und Teebaumöl oder Apfelessig; ich lackierte sie mit Regaine (Minoxidil), das normalerweise als haar- und nagelwuchsförderndes Mittel eingesetzt wird. Ja, ich schnitt sogar die Daumen von Gummihandschuhen ab und zog sie über meine behandelten Zehen, damit das Gift 24 Stunden lang ungestört einwirken konnte – das hat zwar bei mir nicht wirklich funktioniert, ist aber eine gute Idee, die andere vielleicht aufgreifen könnten. Ganze zwei Jahre probierte ich herum, aber im Endeffekt war keine der Methoden erfolgreich. Am ehesten erweckte noch das Abfeilen der Nägel den Eindruck, dass sich etwas geändert hatte, weil ich dadurch die am stärksten verfärbte äußere Nagelschicht wegschliff. Ich wandte sogar den gifthaltigen Nagellack PenLac [Wirkstoff: Ciclopirox; in Deutschland unter verschiedenen Handelsnamen erhältlich] an, den ich vier Monate lang streng nach Vorschrift auf meine gewissenhaft abgefeilten Nägel auftrug – ebenfalls ohne Erfolg.

Sie werden es vielleicht schon erraten haben: Erst mein gefährlicher Vitamin-D_3-Selbstversuch beseitigte das Problem meiner gelben Nägel, und zwar nach etwa zehn Monaten. Ich brauchte überhaupt nichts dazu zu tun. Das passt übrigens auch ganz gut zu dem, was ich im Internet über andere Leute gelesen habe, die hochdosiertes D_3 einnehmen; einige von ihnen berichten, dass sie einen gelben Nagelpilz unter den Fingernägeln gehabt hätten, der durch hochdosiertes D_3 verschwunden sei. Bei den meisten Menschen tritt dieser Nagelpilz allerdings nicht an den Händen, sondern an den Füßen auf. Warum? Wahrscheinlich liegt es daran, dass Zehennägel seltener ans Tageslicht kommen. Sie sind daher eher von einem Vitamin-D3-Mangel betroffen als die Fingernägel, die häufig der Sonneneinstrahlung ausgesetzt sind. Momentan führe ich gerade ein Experiment mit meinem handwerklichen Faktotum durch – der Mann behauptet von sich, die ekelhaftesten, gelbsten Zehennägel der Welt zu haben. Selbst habe ich sie zwar noch nie gesehen, aber ich werde ihn gleich morgen bitten, ein Foto davon zu machen. Und dann setze ich ihn auf eine Dosis von 30.000 IE D_3 täglich. (Wie Sie später lesen werden, hat er zwar gelegentlich hochdosiertes D_3 eingenommen, aber nie regelmäßig.) In einem Jahr werden wir sehen, was dabei herausgekommen ist – jetzt schämt er sich so für seine Zehennägel, dass er sie mir nicht zeigen will.

- Vor ungefähr acht Jahren verletzte ich mich am Handgelenk, als ich große Holzscheite eine Leiter hinaufschleppte. Schon tagsüber, während der Arbeit, schmerzte es, am Abend bildete sich dann eine Geschwulst von Golfballgröße, die mit Flüssigkeit gefüllt zu sein schien. Diese Geschwulst ging nie wieder ganz zurück. Wenn sie gereizt wurde, schwoll sie an, und in Ruhephasen entleerte sie sich.

Nach vier Jahren gab ich auf und suchte die besten Orthopäden und Handspezialisten auf, die ich finden konnte (einer der Vorteile, wenn man privat versichert ist – das hat sich im Lauf der Jahre sehr für mich gelohnt, also kann ich es nur empfehlen). Die Ärzte untersuchten mich und diagnostizierten ein Ganglion oder Überbein; das ist eine Art Zyste, die entsteht, wenn man zu viel Druck auf die Sehnenscheide ausübt. Das Resultat ist ähnlich wie bei einem Fahrradschlauch, der eine Schwachstelle hat und sich dort vorwölbt. Die Ärzte versuchten die Flüssigkeit abzusaugen, spritzten Cortison in das Überbein, verrechneten 450 Dollar dafür und sagten, sie könnten es mir für 4.000 Dollar auch herausschneiden, falls keine Besserung eintreten sollte.

Da ich jetzt die richtige Diagnose hatte, recherchierte ich im Internet und fand heraus, dass man solche Überbeine in den USA auch „Bible Bumps" [Bibelbeulen] nennt, weil die Leute sie früher behandelten, indem sie mit einer Bibel oder einem anderen dicken Buch draufschlugen, bis die Zyste unter der Haut zerplatzte und daraufhin manchmal verheilte. Außerdem stellte ich fest, dass die Operation in vielen Fällen schmerzhafter und schlimmer war als das Ganglion selbst – und häufig auch nicht zu einem Heilerfolg führte. Oft kam die Zyste nach der Operation sogar wieder. Vor zirka drei Jahren, als mein Ganglion wieder einmal stark angeschwollen war, schlug ich mit einem Gummihammer, wie man ihn normalerweise zum Ausklopfen von Dellen am Auto verwendet, darauf ein. Sie platzte, die Stelle am Handgelenk wurde flach, und der Schmerz war sofort verschwunden. Leider tauchte sie nach einigen Monaten wieder auf. Glücklicherweise startete ich jedoch bald darauf meinen „gefährlichen" Selbstversuch mit hochdosiertem Vitamin D_3. Jetzt, nach etwa neun Monaten mit Tagesdosen von 20.000 bis 100.000 IE (derzeit bin ich dank regelmäßigen 25.000 bis 30.000 IE gesundheitlich stabilisiert), hat sich die Zyste verhärtet und ist stark geschrumpft. Sie ist zwar nicht ganz verschwunden, aber sie schwillt auch nicht mehr an, tut nicht mehr weh und fühlt sich nicht mehr wie ein fleischiger Golfball unter der Haut an, sondern ist hart wie Stein und nur noch etwa erbsengroß (schrumpft aber noch weiter). Wenn ich Metformin (u. a. unter dem Namen Glucophage erhältlich) einnehme, scheint sie stärker zu schrumpfen. Metformin ist ein Diabetes-Medikament, das nicht nur den Blutzuckerspiegel senkt, sondern auch lebensverlängernd wirken soll. Im Tierversuch hat sich gezeigt, dass Ratten und Mäuse damit länger leben; beim Menschen wirkt es auch gegen Übergewicht. Das Medikament ist in diversen Online-Apotheken rezeptfrei erhältlich. Bei **www.lef.org** ist man ganz begeistert davon, weil es auch vorbeugend gegen alle möglichen Krebsarten wirken soll und man es wie ein Vitamin einnnehmen sollte. (Übrigens, auch wenn es schwer zu glauben ist: Ich bin kein Teilhaber von LEF und profitiere auch sonst in keiner Weise von dieser „Werbung".)

- Mit etwa 27 Jahren manifestierte sich in meinem Gesicht etwas, von dem ich später herausfand, dass es eine subkutane Zyste war. Sie war nicht groß, aber lästig – etwa so wie ein Pickel unter der Haut, der nie richtig aufgeht und sich gelegentlich entzündet. Ein Jahr nach dem Auftauchen dieser Zyste suchte ich einen Hautarzt auf, der zuerst versuchte, sie aufzustechen und den Inhalt herauszuquetschen; danach spritzte er Cortison hinein. (Das erinnert in manchem an das soeben erwähnte Ganglion.) Die Wirkung war gleich null. Der Arzt erzählte mir zwar, dass sich so etwas meist bei älteren Männern manifestiert, aber ich hatte es eben schon damals und litt viele Jahre lang darunter – bis ich mein „gefährliches" Vitamin-D_3-Experiment begann. Die Mediziner konnten mir als alternative „Heilmethode" nur eine Stanzbiopsie vorschlagen. Dabei wird ein kleines Loch ins Zentrum der Zyste gestanzt und die sogenannte „Kapsel" der Zyste ausgeschabt. Die ausgestanzte Stelle füllt sich dann mit Narbengewebe, und der Eingriff hinterlässt eine lebenslang sichtbare Narbe. So etwas ist unschön. Doch nach etwas mehr als einem Jahr mit hochdosiertem Vitamin D_3 platzte die Zyste endlich von selbst auf. Ich griff mir ins Gesicht und spürte, dass sich im Bereich der Zyste eine Menge ausgetretener Talg befand. Die Stelle war von da an völlig flach, und die Erhebung war verschwunden. Danke, Vitamin D_3!

- Als ich ungefähr 34 war, verletzte ich mich ausgerechnet beim Paintball-Spielen. Meine Freundin übte mit ihren Bekannten diesen Sport aus, und da ich ihr imponieren wollte, kroch ich am Boden herum, rannte, ging in Deckung und mühte mich solange ab, bis ich die gegnerische Flagge erobert hatte. Dabei fügte ich mir aber unwissentlich eine Verletzung zu, die mir erst am nächsten Tag auffiel, als ich wegen extrem starker Schulterschmerzen meine Arme nicht mehr heben konnte. Daraufhin schonte ich meine Schultern, doch sie erholten sich nie wieder ganz, sondern krachten und knackten wie verrückt. Mein Zustand war so schlimm, dass eine Masseurin, bei der ich seit Jahren Stammkunde war, sich fortan weigerte, meine Schultern zu massieren, weil sie Angst hatte, damit etwas zu beschädigen. Dieser Zustand hielt vielleicht zehn Jahre lang an. Ich suchte die Sportärzte der Basketballmannschaft *Los Angeles Lakers* auf, die meine Schultern röntgten und die Diagnose stellten, dass sich Knochenpartikel darin befanden. Von einer Operation rieten sie mir ab, da ich kein Sportler war. „Sie müssen einfach lernen, damit zu leben", sagten sie nur. Als ich erwiderte, dass ich aber weiterhin Gewichte und andere Dinge heben wollte, meinten sie nur lakonisch: „Na ja, solange es nichts allzu Schweres ist." Ein paar Jahre später suchte ich ein HMO-Zentrum [*Health Maintenance Organization*; eine Form der amerikanischen Krankenversicherung, die auf Erhaltung der

Gesundheit setzt] auf, weil ich das Problem noch einmal angehen wollte. Der dortige Arzt diagnostizierte eine Rotorenmanschettenruptur [Risse in den Muskeln im Schulterbereich] und verordnete eine Ultraschalltherapie, die sich aber nach einigen Monaten als erfolglos erwies. Das einzige, was mir half, war – ob Sie es glauben oder nicht – die Behandlung durch einen „Wunderheiler", der mit Methoden der chinesischen Medizin arbeitete. Der rieb einfach meine Schulter und behauptete, seine Energie in sie zu übertragen. Danach fühlte ich mich tatsächlich zwei Tage lang besser, doch dann stellte sich der übliche üble Zustand wieder ein.

Ich wollte fast schon aufgeben, als ich auf einen nur wenige Absätze langen Artikel in der Zeitschrift *Life Extension* (suchen Sie im Web danach) der LEF stieß. Darin hieß es, dass etwa 80 Prozent aller Menschen, die über Knochen- oder Gelenkschmerzen klagen, einer Untersuchung zufolge einen Vitamin-D_3-Mangel aufweisen. Kaum hatte ich das gelesen, bestellte ich mir D_3 und nahm 4.000 IE täglich ein. Vorher hatte meine Tagesdosis, die ich mir über Multivitaminpräparate zuführte, 400 IE betragen, doch das war anscheinend viel zu wenig. Mit der neuen Dosis dauerte es – fast unglaublich – nur einen Monat, bis das Krachen, Knacken und Schmerzen in meiner Schulter verschwunden war. Meine Masseurin Luba war absolut verblüfft, und ich konnte wieder problemlos Fitnesstraining betreiben.

Damit waren aber nur meine offensichtlichen Blessuren geheilt. Zusätzlich zu meinen Schulterschmerzen litt ich seit einiger Zeit auch an einer Verletzung im unteren Rückenbereich, die ich mir mit vielleicht 32 Jahren durch eine falsche Rückenhaltung beim *Military Press* [= Frontdrücken; eine Hantelübung] zugezogen hatte. Von Zeit zu Zeit hatte ich deshalb quälende Schmerzen, und die Schädigung bestand bis vor kurzem. Bei längeren Autofahrten spürte ich sie besonders stark. Ein Chiropraktiker half mir gegen die schlimmsten

Schmerzen, doch nach wenigen Wochen kehrte das Leiden stets zurück. Auch diese Verletzung verschwand einen Monat nach meiner Selbstbehandlung mit 4.000 IE täglich. Ich blieb sechs Jahre lang bei dieser Dosis, weil ich davon überzeugt war, dass ich mit dem Zehnfachen der empfohlenen Tagesmenge ohnehin schon hart an der Grenze war. Deswegen blieben mir auch die schnappende Hüfte, die Zysten, der Knochensporn und die gelben Zehennägel so hartnäckig erhalten …

- Ach ja, noch was: Nach zirka sechs Monaten meines gefährlichen Experiments stellte ich plötzlich fest, dass eine Eigenheit, die mich mein Leben lang begleitet hatte, mit einem Mal völlig verschwunden war. Seit meinem fünften Lebensjahr oder sogar früher hatte ich schwache Knöchel, die ich mir oft verstauchte – und wenn ich mit den Füßen wackelte, konnte ich meine Knöchel jedes Mal knacksen hören. Ich hielt das bei mir für normal, und abgesehen von gelegentlichen Verstauchungen war es auch kein echtes Problem. Als ich mich im Kindesalter als Eishockey-Spieler versuchte, war ich mental ganz gut drauf und schaffte es auch leicht, den Puck an mich zu bringen. Aber damit hatte es sich auch schon, da mich die Kinder mit den stärkeren Knöcheln problemlos überholen konnten. Sie kennen das vielleicht vom Eislaufen, wenn die Knöchel eines Kindes plötzlich nachgeben und die Kufen in verschiedene Richtungen zeigen, als ob das Kind auf seinen Knöcheln ginge und nicht auf Schlittschuhen stünde. Das war bei mir der Fall.

  Wie gesagt – nach etwa einem halben Jahr meines Selbstversuchs konnte ich auf einmal meine Knöchel nicht mehr knacksen lassen; für meine Fingerknöchel galt dasselbe. Warum knacksen diese Knöchel eigentlich bei gewissen Menschen? Ich schätze, dass ich diese Frage anders beantworten würde als ein Arzt. Ein Mediziner würde antworten, dass es sich um überschüssigen Stickstoff handle, der aus den Gelenken entweicht. Ich vermute eher, dass jeder knacksende Knöchel und jedes krachende Gelenk uns darauf hinweist, dass wir unter einem D_3-Mangel leiden.

- Ein weiterer wichtiger Punkt, den ich fast vergessen hätte: In den vergangenen sieben Jahren – seit ich mit der Tagesdosis von 4.000 IE angefangen hatte – hatte ich keine Erkältung, die länger als einen Tag dauerte. Mit hochdosiertem D_3 fühlte ich mich schlimmstenfalls nicht ganz auf der Höhe, aber die Krankheit konnte nie ausbrechen, und die leichten Beschwerden waren binnen 24 Stunden weg. Das mag ungewöhnlich scheinen, ist für mich aber mittlerweile zum Normalzustand geworden. Das war nicht immer so. Ich kann mich noch gut an die bösen fiebrigen Erkältungen mit Husten, Schnupfen und Kurzatmigkeit erinnern, bei denen ich mich schrecklich fühlte und am liebsten eine Woche lang im Bett geblieben wäre. Davon bin ich seit den frühen 2000er Jahren anscheinend befreit.

- Mir sind noch ein paar andere wundersame Dinge aufgefallen, von denen ich Ihnen berichten möchte. Mit etwa 31 Jahren hatte ich in Steamboat Springs, Colorado einen Skiunfall, als ich gerade einen Abschneider durch den Wald nahm, um auf eine andere Piste zu gelangen. Dazu musste ich einen schmalen Pfad herunterfahren und danach ein wenig aufsteigen, um den nächsten Hang zu erreichen. Anscheinend mochten die für die Piste Verantwortlichen aber keine Leute, die eine Abkürzung nahmen – daher hatten sie am tiefsten Punkt des Pfades eine etwa einen Meter tiefe und einen Meter zwanzig breite Grube mit senkrechten Wänden ausgehoben. Da ich zu schnell unterwegs war, um noch rechtzeitig zu bremsen, musste ich über diese Grube springen, wenn ich nicht direkt hineinfahren wollte. Ich sprang also so hoch, wie ich konnte, doch meine Skier kamen trotzdem flach auf der gegenüberliegenden Wand auf, und ich stauchte mir die Knie, als wäre ich von einem sechs Meter hohen Gebäude gesprungen und auf dem Bürgersteig gelandet. Mein linkes Knie schwoll sofort an, und ich humpelte danach eine Zeit lang. Als ich wieder zu Hause war, suchte ich den Unfallchirurgen des Eishockeyteams Chicago Blackhawks auf, der sich mein Knie ansehen sollte. Der Arzt stellte mich vor die Alternative, 800 Dollar für ein MRT zu zahlen – oder ihn für 3.000 Dollar eine Arthroskopie vornehmen zu lassen, in deren Rahmen er das Problem auch gleich beseitigen würde. Ich entschied mich für die dritte Möglichkeit: weiterhumpeln und abwarten. Erstaunlicherweise wurde mein Knie mit der Zeit besser, obwohl es in den Jahren danach gelegentlich mit einem Schnalzlaut verrutschte und dann wieder anschwoll und mir eine Woche Humpelei bescherte. Neun Monate nach Beginn meines gefährlichen Experiments begann auch dieses Knie ziemlich wehzutun, so wie meine Schultern und meine Hüfte, als ich mit der Einnahme von hochdosiertem D_3 begonnen hatte. Wie alle anderen meiner alten Verletzungen scheint jedoch auch diese mittlerweile komplett verheilt zu sein.

- Ich weiß nicht, ob ich mir das nur einbilde oder nicht – aber kurz, bevor ich meinen Selbstversuch startete, hatte ich das Gefühl, dass ich bald eine Lesebrille benötigen würde. Wie fast jeder um die vierzig musste ich Kleingedrucktes immer weiter von mir weghalten, um es noch lesen zu können. Das ist heute noch so, aber ich schätze, das Problem hat sich um etwa 30 Prozent gebessert. Im Vergleich zu den anderen Verbesserungen ist das nicht viel, deshalb bin ich mir auch nicht sicher, ob der Eindruck auf Tatsachen beruht. Auf einer Website, die ich demnächst einrichten werde, und in weiteren Auflagen dieses Buches werde ich Sie darüber informieren, was in dieser Hinsicht passiert. (Einige Monate nach der ersten Buchauflage fing ich mit einem Experiment an, bei dem ich mir einen Monat lang jeden Tag Vitamin D_3 ins linke Auge träufelte – wenn sich negative Auswirkungen zeigten, würde ich natürlich sofort damit aufhören. Ich wollte sehen, ob ich meine Augen so weit neugestalten konnte, dass sich mein Sehvermögen wieder besserte. In einer der kommenden Auflagen werde ich über das Ergebnis dieses Versuchs, den ich zum Zeitpunkt dieser Neubearbeitung erst vor wenigen Tagen gestartet habe, ausführlicher berichten. Bisher habe ich nur bemerkt, dass sich nach der Anwendung meine Sicht ein wenig trübt, was aber bald wieder aufhört.)

■ ***Später hinzugefügte Notiz***: Ich habe das Experiment nach einer Woche ohne bestimmten Grund beendet. Es schien zwar zu funktionieren, aber da mein Sehvermögen ohnehin ganz in Ordnung ist, werde ich noch eine Weile abwarten und später darüber berichten; eventuell sogar, nachdem ich eine Zeit lang kein Vitamin D_3 eingenommen haben werde. Ich werde meine Leser anschließend über das Ergebnis informieren.

- Zu guter Letzt möchte ich noch über ein Phänomen berichten, das mich gar nicht so sehr betrifft, aber vielleicht Leser interessieren könnte, die gern abnehmen würden. Als ich vor zirka neun Monaten begonnen hatte, meine tägliche D_3-Dosis von 4.000 auf 20.000 IE und dann noch mehr zu steigern, brachte ich etwa 92,5 Kilo auf die Waage. Nach einiger Zeit der erhöhten D_3-Einnahme fiel mir auf, dass ich manchmal während der Arbeit bis fünf Uhr nachmittags völlig aufs Essen verzichtete. Wenn ich mit Freunden in unsere üblichen Stammlokale ging, konnte ich die normalen Portionen nicht mehr aufessen und ließ immer etwas übrig. Ich hatte meine Ernährungsweise nicht umgestellt, verlor aber dennoch ein wenig Gewicht – dabei aß ich immer noch Pizza mit Käse, trank sehr oft Rotwein, frühstückte Omeletts und konsumierte eine ganze Menge Schokolade. Nach einigen Monaten hatte ich den Eindruck, dass mein Gewicht bei etwa 89 Kilo stabil blieb, also hörte ich auf, mich auf die Waage zu stellen. Erst vor ein oder zwei Wochen dachte ich zufällig wieder daran, auf die Waage zu steigen: 81 Kilo! Dabei hatte ich nicht einmal abzunehmen versucht. In späteren Auflagen dieses Buches werde ich berichten, ob ich noch mehr Gewicht verloren habe. (Falls es Sie interessiert: Ich habe festgestellt, dass 50.000 bis 60.000 IE täglich meinen Appetit stark reduzieren; jetzt wiege ich 81 Kilo, und es wird immer noch weniger. Wenn ich also der Normalfall bin, dürfte die richtige Vitamin-D_3-Dosis zur Gewichtsabnahme bei 55.000 IE für 100 Kilogramm beziehungsweise 550 IE pro Kilogramm Gewicht liegen. Am besten, Sie lassen Ihren Vitamin-D_3-Spiegel testen. Bei mir lag er nach 25.000 IE täglich bei 122 ng / ml; später habe ich die Dosis für zwei Monate auf 50.000 bis 60.000 IE täglich gesteigert – das heißt, der für Gewichtsabnahme relevante Vitamin-D_3-Spiegel dürfte bei etwa 150 ng / ml liegen. (Bei einem späteren Test hatte ich einen Spiegel von 165 ng / ml. Ich werde bald wieder eine Blutuntersuchung machen und spätere Auflagen dieses Buchs im Hinblick auf die Gewichtsabnahme entsprechend aktualisieren.)

Ach ja, übrigens: Mir ist aufgefallen, dass ich mehr Gewicht verlor, wenn ich jeden Morgen einen Liter fettarme Milch trank und dazu ein Stück Gebäck oder einen Doughnut aß. Vielleicht ist die Kombination aus hochdosiertem D_3 und calziumreicher Ernährung für die gesteigerte Gewichtsabnahme verantwortlich – der Doughnut dürfte es wohl nicht gewesen sein. Wenn Sie mehr darüber wissen wollen, sollten Sie das Buch „The Healing Power of Sunlight & Vitamin D" von Dr. Holick lesen, in dem er beschreibt, wie Fettzellen das körpereigene Vitamin D_3 aufnehmen können, sodass es im Hormonsystem nicht aufscheint. Wenn jemand also stark übergewichtig ist und viele große Fettzellen hat, muss er vielleicht eine viel höhere D_3-Dosis einnehmen, um seinen Vitaminspiegel sichtbar aufzubessern. Dr. Holicks Buch ist derzeit vergriffen, kann aber gratis heruntergeladen werden: **www.naturalnews.com/SpecialReports/Sunlight.pdf**

■ ***Randbemerkung***: Nachdem ich die vorangegangenen Absätze niedergeschrieben hatte, fiel mir auf, dass ein bestimmtes Alter immer wieder auftauchte. Ich war 27 oder 28 Jahre alt, als diverse gesundheitliche Probleme bei mir auftauchten, die danach chronisch wurden. Da stellte sich natürlich die Frage, was sich im Alter von 27 bis 28 Jahren in meinem Leben verändert hatte, um mich so zu beeinträchtigen. Der normale Alterungsprozess ist natürlich ein Aspekt – aber dann wurde mir klar, dass ich mit 27 beschlossen hatte, vegetarisch zu leben (allerdings nicht vegan – auf Eier, Milch und Käse könnte ich nicht verzichten). Davor hatte ich regelmäßig Fisch und Huhn gegessen. Es ist also durchaus möglich, dass der Verzicht auf Fisch ab meinem 27. Lebensjahr meine Ernährung um soviel Vitamin D_3 reduzierte, dass dadurch das „Unvollständige-Reparatur-Syndrom" ausgelöst wurde. Ich nahm damals schon viele Nahrungsergänzungsmittel zu mir und tue das bis heute, nehme aber an, dass ich trotzdem weniger als 1.000 IE Vitamin D_3 täglich konsumierte und dadurch diese Probleme bekam.

Sie sind immer noch nicht von D_3 überzeugt? Dann glauben Sie mir doch bitte, was ich bei meinen extensiven Recherchen festgestellt habe: D_3 kann wahrscheinlich fast jeder hartnäckigen chronischen Krankheit vorbeugen, die nicht zu 100 Prozent durch den Alterungsprozess oder eine Genmutation verursacht wurde – oder sie sogar heilen! Was das Altern betrifft, so ist anzunehmen, dass auch der Alterungsprozess durch die Einnahme der richtigen Dosis Vitamin D_3 zu verlangsamen ist. ***Wenn Menschen altern, verlieren sie nämlich zunehmend die Fähigkeit, D_3 zu erzeugen, wenn sie ihre Haut der Sonne aussetzen.***

Warum Sie mir das glauben sollten? Weil ich seit 1988 den Alterungsprozess studiert habe – von der biochemischen über die hormonelle bis hin zur evolutionären Ebene. Ich habe zu diesem Thema drei relativ bedeutende Arbeiten publiziert; so erschien 1998 beispielsweise: „The Evolution of Aging. A New Approach to an Old Problem of Biology“ (in *Medical Hypotheses*, Sept. 1998), zwei weitere Aufsätze wurden im Jahr 2000 veröffentlicht. Der Artikel von 1998 erregte ziemliches Aufsehen, und Hunderte eminente Wissenschaftler aus aller Welt und von den wichtigsten Institutionen fragten an, ob sie ihn nachdrucken dürften. Die zwei Arbeiten von 2000 waren weniger beliebt, da ich darin einen wichtigen Glaubenssatz der Mainstream-Wissenschaft in Frage stellte – nämlich, dass Gruppenselektion unmöglich ist. In allen drei Aufsätzen lieferte ich Argumente und Beweise dafür, dass das Altern programmiert ist und die einzelnen Schritte durch hormonelle Veränderungen ausgelöst werden, die sich mit zunehmendem Alter ereignen. Wenn man bedenkt, dass wir von der Wiege bis mindestens zum Eintritt der Wechseljahre von Hormonen gesteuert werden, ist das keine bahnbrechende Erkenntnis. Ich habe aus dieser offenkundigen Tatsache einfach nur den Schluss gezogen, dass Hormone auch für den Alterungsprozess und schließlich den Tod verantwortlich sind. Das mag Ihnen und mir nachvollziehbar erscheinen – aber für die etablierten Evolutionsbiologen ist diese Idee viel zu radikal.

Altern und Vitamin D_3

Bevor ich mit diesem Kapitel anfange, sollte ich vielleicht noch etwas thematisch Passendes aus meinem Leben erzählen. Ich denke nun seit beinahe 25 Jahren über Altern, Evolution und Gesundheit nach und entwickle immer neue Ideen und Theorien. Auch als ich das Prinzip der Kalorienrestriktion und die dadurch bewirkte höhere Lebenserwartung bei allen untersuchten Spezies studierte, kam mir so ein Gedanke. Ich stellte mir die Frage: Warum will die Evolution, dass man während einer Hungersnot länger lebt? Meine Antwort darauf: Die Evolution möchte sicherstellen, dass wenigstens ein Paar jeder Gruppe überlebt, um sich nach Ende der Hungersnot (vor allem einer lang andauernden) fortpflanzen zu können. Sonst würde die Gruppe nämlich aussterben.

Kalorienreduktion (die gleichbedeutend mit einer Hungersnot ist) hält also nicht nur den Alterungsprozess auf und unterbindet die Fortpflanzung, die während einer Hungersnot für Mutter wie Kind tödlich sein könnte – sondern sie verjüngt auch, wie im Tierversuch bei Ratten und Mäusen festgestellt wurde. Seit dem ersten einschlägigen Experiment, in dem Clive McCay 1933 (im *Journal of Nutrition* – suchen Sie einfach im Internet danach) eine höhere Lebenserwartung bei hungernden Ratten nachwies, konnte dieses Versuchsergebnis oft reproduziert werden. Die etablierte Wissenschaft verhält sich hier besonders stereotyp, da sie die lebensverlängernde Wirkung der Kalorienrestriktion anscheinend bis heute immer wieder aufs neue nachweisen muss.

Nun fragte ich mich, wodurch Hungersnöte eigentlich verursacht werden. Die Antwort kam mir schnell: Dürreperioden! Diese Phasen dauern meistens länger als eine Hungersnot; zudem gehen sie der Hungersnot voraus und verursachen sie auch.

Meine Methusalem-Ratte

Wenn es eine evolutionär bedingte lebensverlängernde Reaktion auf eine Hungersnot gibt, so fragte ich mich dann, müsste es dann nicht eine noch stärkere und länger anhaltende, evolutionär bedingte, lebensverlängernde Reaktion auf eine Dürreperiode geben (weil die ja länger dauert und die Hungersnot erst verursacht)?

Ich überprüfte diese Idee im Tierversuch anhand zweier kleiner Gruppen von Ratten: Eine bestand aus zwei Tieren, die ich einer Wasserrestriktion unterzog, die andere aus acht normal ernährten Tieren – sie fungierte als Kontrollgruppe. Erstaunlicherweise lebte eine meiner durstenden Ratten länger als jede Ratte, die man je (dokumentierterweise) einer Kalorienrestriktion unterzogen hatte: 47 Monate – das muss der Weltrekord sein! Die älteste aus den Aufzeichnungen über derartige Versuche bekannte Ratte wurde nur 45 Monate alt; dabei muss es Tausende von Ratten gegeben haben, die man im Experiment halb verhungern ließ. Die meisten Tiere aus den Kontrollgruppen werden nicht älter als 23 Monate.

Ich habe ein kleines Video auf YouTube gestellt, das Sie sehen können, wenn Sie **www.youtube.com/watch?v=skLVAQgWx60&feature=youtu.be** in Ihren Webbrowser eingeben (oder Sie suchen bei YouTube nach dem Begriff „longest living rat in the world“, das müsste auch funktionieren – der Name des Uploaders lautet Tony Clifton). Ich wollte das nur erwähnt haben, um zu zeigen, dass ich schon öfter neuartige und ungewöhnliche Theorien entwickelt habe, deren Vorhersagen sich dann im wissenschaftlichen Experiment bestätigten.

Ich habe auch der Leiterin des „Methusalem-Projekts“ der amerikanischen Gesundheitsbehörde NIH (*National Institutes of Health*) von den Ergebnissen meines Wasserrestriktionsversuchs berichtet. Im Rahmen des Methusalem-Projekts sollen Forscher verschiedene experimentelle Ansätze liefern, mit denen sich die Lebenserwartung von Ratten und Mäusen möglichst lange steigern lässt; der vielversprechendste Ansatz wird dann staatlich unterstützt – in der Hoffnung, dass man die Methode irgendwann auch auf den Menschen anwenden kann. Die Reaktion der Dame lautete im Wesentlichen: „Aha, sehr interessant. Aber einen solchen Versuch können wir nicht durchführen, weil Dehydration ja schädlich ist.“ Dieser „Wissenschaftlerin“ war es völlig egal, dass meine Ratte in Sachen Lebenserwartung einen absoluten Rekord aufgestellt hatte! Schon der Begriff „Wasserrestriktion“ brachte ihre inneren Alarmglocken zum

Klingeln, weil sie immer nur gehört hatte, wie gesund und lebenswichtig Wasser ist. Wieder einmal ein Beweis dafür, wie traurig es um unsere Wissenschaft steht – sie wird von Halbautisten betrieben, die schon durchdrehen, wenn man die Möbel in ihren Büros verrückt. Aber darauf werde ich später noch zurückkommen.

Ich leitete meine Versuchsergebnisse auch an einige Wissenschaftler weiter, die in der Altersforschung tätig sind. Doch die wollten ebenfalls nichts davon wissen und suchten nur nach Gründen, warum man mein Experiment unbedingt ignorieren sollte. Die fanden sie auch recht schnell, weil ich meinen Tierversuch zu Hause in einem Schrank durchgeführt hatte, statt in einem anerkannten wissenschaftlichen Labor. Außerdem hatte ich nur zwei Versuchstiere, die ich auf Wasserrestriktion setzte; da interessierte es anscheinend niemanden, dass eine der beiden Ratten den Weltrekord in Sachen Lebenserwartung für diese Art (weibliche „Sprague-Dawley"-Ratten) aufgestellt hatte.

Eine alternative / logische Erklärung für das Altern

Kehren wir aber wieder zum Thema zurück: Wie ich zuvor schon erläutert habe, ist es für uns Laien völlig einleuchtend, dass unsere Hormone daran beteiligt sein könnten, den Alterungsprozess gezielt voranzutreiben. Nur unsere geschätzten Wissenschaftler können diese Idee leider nicht akzeptieren.

Die von den Mainstream-Evolutionsbiologen allgemein anerkannte Theorie über die Ursachen des Alterns geht davon aus, dass wir dank eines evolutionären Fehlers einfach langsam auseinanderfallen. Die Forscher sind der Ansicht, dass wir „verschleißen", wenn wir lange leben. Dem liegt der simple Gedanke zugrunde, dass die Evolution keine Merkmale weitergeben würde, die für das Individuum ungünstig sind. Warum? Weil der einzelne seine Gene nicht an so viele Kinder weitergeben könnte, wenn er früher stirbt. Für die Evolutionsbiologen geht es bei der Evolution ausschließlich darum, dass man seine Gene so weit möglich verbreitet; nie würde sie ihrer Ansicht nach etwas dulden, dass die Verbreitung der Gene einschränkt. Oberflächlich betrachtet scheint das durchaus logisch; wenn Sie jedoch meine oben erwähnten veröffentlichten Arbeiten lesen, werden Sie erkennen, dass es sich dabei vielleicht um eine grobe Vereinfachung handelt.

Aus meiner Sicht ist die Evolution viel raffinierter und komplizierter, als es dieses einfache Mainstream-Modell erklären kann. Ich habe das in meinen Schriften auch herausgearbeitet und gezeigt, dass die Evolution den Alterungsprozess sehr wohl begünstigt und selektiert haben könnte, obwohl er für das Individuum ungünstige Auswirkungen hat. Ich möchte das an dieser Stelle nicht weiter vertiefen – abgesehen davon, dass ich auch der Ansicht bin, dass schädliche Hormone von der Evolution nicht selektiert werden. Andererseits könnten ungünstige hormonale Muster, die einem Individuum zufälligerweise Schaden zufügen, evolutionär weitergegeben werden, wenn sie in einem Alter auftauchen, das man normalerweise in einer gefährlichen Lebensumgebung nicht erreicht; und sie könnten durch zufällige Mutationen in Genen entstehen, die normalerweise nie aktiviert werden. Sobald die Lebensumgebung so ungefährlich wird, dass die Lebenserwartung des Individuums steigt, könnten sich diese zufälligen schädlichen Hormonmuster / Genexpressionen bemerkbar machen, indem sie das Individuum altern lassen. Wenn diese zufällig entwickelten schädlichen Hormonmuster / Genexpressionen das Individuum umbringen, aber sich als nützlich für die Gruppe erweisen, dann kann die Evolution sie sehr wohl aufgreifen und dazu verwenden, das Überleben der Gruppe zu sichern, obwohl das zum Nachteil des Einzelnen ist. (Bei der Lektüre dieser Zeilen kriegen Sie vielleicht glasige Augen – aber glauben Sie mir, dieses simple Konzept ist unerlässlich, wenn man den Alterungsprozess verstehen will. Lesen Sie es also bitte immer und immer wieder durch, bis Sie es begriffen haben! Genau daran scheitern unsere Wissenschaftler und Theoretiker nämlich immer, weil ihr Verstand blockiert. Sobald Sie begriffen haben, worum es hier geht, sind Sie also all den Wissenschaftlern da draußen überlegen – vorausgesetzt natürlich, ich habe recht; aber dessen bin ich mir sicher.)

Wie könnte es nun für die Gruppe nützlich sein, wenn man die Fähigkeit jedes Einzelnen einschränkt, sich möglichst oft zu vermehren? Ganz einfach: Wenn man verhindert, dass nur ein Individuum den gesamten Nachwuchs einer Gruppe zeugt oder gebärt, sorgt man dafür, dass die genetische Vielfalt der Gruppe nicht durch lauter Klone oder eineiige Zwillinge abnimmt. Oder, anders ausgedrückt: Wenn alle Individuen identisches Genmaterial hätten und plötzlich dank Evolution ein neuer Prädator oder ein neuer Krankheitserreger auftauchte, der ein Individuum töten könnte, dann wären davon all diese identischen Individuen betroffen, und die Gruppe würde komplett aussterben. Erzeugt man jedoch innerhalb der Gruppe eine genetische Vielfalt, indem man (durch das Altern) dafür sorgt, dass ein beliebiges Individuum sich nicht zu oft fortpflanzen kann, dann schafft man damit eine Abwehr gegen neue Todesarten – die ansonsten alle Klone umbringen und so eine hundertprozentige Auslöschung der Gruppe herbeiführen würden. Durch die Schaffung genetischer Variabilität unterscheiden sich wenigstens einige Mitglieder einer bestimmten Population ausreichend vom Rest, sodass sie eine neue Krankheit oder einen neuen Prädator überleben können.

Das Alzheimer-Rätsel – gelöst?

Ein Hinweis darauf, dass meine Theorie über das Altern stimmt, ist eine Vorhersage in meinem Aufsatz aus dem Jahr 1998. Darin schrieb ich, dass das luteinisierende Hormon (LH) in sehr hoher Konzentration die Alzheimer-Krankheit, jede Form der Schrumpfung oder Atrophie von Organen sowie altersbedingte Krebserkrankungen verursacht. Der enorme Anstieg des LH um Tausende Prozent ereignet sich sowohl bei Männern als auch bei Frauen nach dem 40. Lebensjahr. LH ist das Hormon, das bei Frauen den Follikelsprung auslöst, indem es die Zellen des Follikelgewebes zerstört, wodurch das Ovarialfollikel aufplatzt und die Eizelle ausstößt, die nun von einem Spermium befruchtet werden kann. Wenn die LH-Werte nach dem 40. Lebensjahr ansteigen, wird das Hormon bioaktiver und ist dann imstande, jedes Gewebe im Körper anzugreifen, als wäre es ein Follikel. Vor kurzem – 13 Jahre, nachdem ich diese Idee formuliert hatte – schlossen sich plötzlich auch die NIH meiner Ansicht an: 2011 veröffentlichten sie eine Studie, in der LH als einer der Verursacher neurodegenerativer Erkrankungen genannt wird. Und schon vorher, im Jahr 2002, hatte eine weitere Studie aufgezeigt, dass sich in den am stärksten geschädigten Hirnarealen von Alzheimer-Patienten eine starke Konzentration des luteinisierenden Hormons befindet – obwohl man davor stets angenommen hatte, dass LH nur Gewebe in den Fortpflanzungsorganen angreift.

Wenn Sie oder ein Ihnen nahestehender Mensch an der Alzheimer-Krankheit leiden / leidet, dann schicken Sie mir doch eine E-Mail (**jeffbo@aol.com**), damit ich Ihnen berichten kann, wie man den Krankheitsverlauf stoppen kann. Es gibt da einige vielversprechende Ansätze, die funktionieren könnten, von denen Sie aber wahrscheinlich in den nächsten zehn Jahren – solange dauern nämlich die klinischen Tests – offiziell nichts hören werden.

■ ***Später hinzugefügte Notiz***: Ich habe beschlossen, ein Buch zu schreiben, aus dem Sie erfahren werden, wie man Alzheimer zum Stillstand bringen kann. Sein Titel: „Alzheimer-Behandlungen, die sich in kleinen Studien als erfolgreich erwiesen haben – gestützt auf neue, innovative und richtige Theorien. Die Therapien, von denen Ihnen Ihr Hausarzt und die Pharmakonzerne nie erzählen werden, weil man sie auch nie medizinisch testen wird". Es wird Informationen darüber enthalten, wie man Alzheimer stoppt – nämlich dadurch, dass man den Alterungsprozess stoppt (und ich verrate auch, wie das funktioniert). Das mag verrückt klingen, aber lesen Sie es einfach und bilden Sie sich selbst ein Urteil.

Nun habe ich mich aber lange genug mit diesem Aspekt aufgehalten. Meinen aktuellen Erkenntnissen zufolge wird Vitamin-D_3-Mangel in erster Linie durch unsere Lebensweise verursacht und nicht durch das Altern. Der Alterungsprozess ist zwar zu einem Teil dafür verantwortlich, da die Altershaut bei Sonneneinstrahlung nicht soviel Vitamin D_3 erzeugen kann wie junge Haut, aber das soll uns jetzt weniger interessieren. Tun wir also so, als wäre Vitamin-D_3-Mangel nur eine völlig altersunabhängige Folge von zu wenig Sonnenlicht oder der Einnahme von zu wenigen Vitaminpräparaten. Im Folgenden werde ich Ihnen schildern, wie ich es in letzter Zeit geschafft habe, den erstaunlichen Nutzen von Vitamin D_3 zu entdecken.

Die Gefahren des Vitamin-D_3-Mangels

Bevor ich aber dazu komme, möchte ich noch schnell alle Krankheiten zusammenfassen, die mit einem niedrigen Vitamin-D_3-Spiegel zu tun haben – zumindest, soweit ich das aus meinem Studium von 52.000 Zusammenfassungen oder Titeln von Beiträgen zum Thema „Vitamin D" in wissenschaftlichen Zeitschriften erschließen konnte. (Die meisten dieser Beiträge stammen aus den Jahren 1967 bis 2011; doch es gab auch schon 1922 Artikel über Vitamin D.)

Ein niedriger Vitamin-D_3-Spiegel wird mit den folgenden Erkrankungen in Zusammenhang gebracht, beziehungsweise immer öfter als Verursacher dieser Erkrankungen angesehen:

1. **Adipositas**: Fast alle fettleibigen Menschen leiden an einem Vitamin-D_3-Mangel. Es war erst der seit den 1980er Jahren erteilte ärztliche Rat, nicht mehr in die Sonne zu gehen oder stets Sonnenschutzmittel zu verwenden, der die heutige Adipositas-Epidemie verursacht hat! Nicht falsche Ernährung oder Mangel an Bewegung sind an der weitverbreiteten Fettleibigkeit schuld, obwohl diese Aspekte vielleicht auch eine Rolle spielen – Adipositas wird durch einen Mangel an Sonne / Vitamin D_3 verursacht, der das „Menschliche-Winterschlaf-Syndrom" auslöst – und nicht etwa durch Junkfood oder zu wenig Fitnesstraining! Der unersättliche Hunger auf Fett und Kohlenhydrate wird erst durch einen Vitamin-D_3-Mangel ausgelöst.

2. **Depression**: Die Winterdepression tritt auf, wenn wir am wenigsten Sonnenlicht bekommen. Zu ihrer Behandlung eignen sich 100.000 IE D_3 wesentlich besser als die übliche Lichttherapie.

3. **Arthritis**: Wenigstens 80 Prozent aller Patienten mit Knochen- und Gelenksbeschwerden leiden an einem Vitamin-D_3-Mangel. Die Zahl wird wahrscheinlich auf 100 Prozent steigen, wenn dieser „Mangel" erst einmal neu definiert wird.

4. **Autismus**: Nach heutigem Erkenntnisstand dürfte der enorme Anstieg an Autismusfällen seit den 1980er Jahren ebenfalls auf den ärztlichen Rat zurückzuführen sein, die Sonne zu meiden. Viele autistische Kinder werden in den Monaten März und November geboren, wenn die Sonneneinstrahlung am geringsten ist; allgemein kommen in den Wintermonaten mehr Autisten zur Welt als im Som-

mer, die Spitzenwerte werden aber dennoch im März und November erreicht. Das liegt vielleicht daran, dass von Dezember bis Februar Sonnenlicht vom Schnee auf die Haut reflektiert wird. Diese Theorie erklärt auch, warum Autismus in den nördlichen Breiten häufiger vorkommt als in den südlichen – und eher bei dunkelhäutigen als bei hellhäutigen Menschen. Dunkelhäutige benötigen etwa sechsmal mehr Sonnenlicht als Hellhäutige, um über die Haut eine vergleichbare Menge an Vitamin D_3 zu erzeugen. (Laut dem Vitaminexperten Dr. Holick, dessen E-Book ich weiter oben erwähnt habe, sogar dreißigmal mehr …) Es gibt übrigens auch ein kurzes E-Book mit dem Titel „Emily's Story", in dem beschrieben wird, wie positiv sich eine Therapie mit hochdosiertem Vitamin D_3 auf manche autistische Kinder auswirkt.

5. **Multiple Sklerose**: Auch MS scheint durch einen Vitamin-D_3-Mangel verursacht zu werden, kommt vorwiegend in nördlichen Breiten vor und ist in der Äquatorregion so gut wie unbekannt.

■ ***Letzte Meldung!*** Soeben habe ich von einem Leser aus Brasilien einen YouTube-Link zu einem Video erhalten, das brasilianische Ärzte dabei zeigt, wie sie MS mit hochdosiertem Vitamin D_3 heilen (ja, heilen – genau, wie ich vermutet habe!). Es ist etwa 30 Minuten lang und unbedingt sehenswert: **www.youtube.com/watch?v=erAgu1XcY-U**

6. **ALS**: Ist der niedrige D_3-Spiegel in Patienten mit Amyotropher Lateralsklerose eine Folge der Krankheit oder der Grund dafür? (Bei meinen Studien fand ich später heraus, dass ALS sehr der Alzheimer-Erkrankung ähnelt und eine altersbedingte Krankheit ist, die nicht auf Vitamin-D_3-Mangel zurückzuführen ist.)

7. **Schizophrene Babys** haben einen niedrigen Vitamin-D_3-Spiegel.

8. **Asthma**: Auch die Asthma-Häufigkeit hat seit den 1980er Jahren gewaltig zugenommen, was Grund zur Annahme gibt, dass ein D_3-Defizit dafür verantwortlich ist. (Ich hatte als Kind selbst Asthma.) Vor kurzem habe ich erfahren, dass derzeit an verschiedenen Orten der Welt Versuchsreihen laufen, bei denen Asthma-Patienten zur Behandlung ihrer Krankheit „hohe" Dosen Vitamin D_3 verabreicht werden.

- ***Zusätzliche Anmerkung***: Eine Dame aus Alaska, die mein Buch unter dem Namen „Alaska Dancing Bear" auf Amazon rezensierte, hat in ihrem Beitrag beschrieben, wie sie durch die Einnahme von 20.000 bis 30.000 IE Vitamin D_3 täglich von ihrem lebenslangen Asthmaleiden so gut wie völlig erlöst wurde. Aufgrund dieser Rezension habe ich gleich noch ein Buch für Asthmatiker geschrieben, mit sechs zusätzlichen Seiten, die am Beginn des vorliegenden Werks eingefügt wurden. Darin beschreibe ich ein „Lungenumbildungs-Hormon" – und gebe am Schluss der sechs Seiten zu, dass ich dieses Hormon nur erfunden und in Wahrheit über Vitamin D_3 geschrieben habe. Außerdem zitiere ich in dem Buch Leser von Dr. Cannells Schriften, die ebenfalls mit hochdosiertem Vitamin D_3 ihr Asthma geheilt haben.

9. **Sklerodermie**: Menschen, die an dieser Kollagenose leiden, haben üblicherweise auch einen zu geringen Vitamin-D_3-Spiegel. (Ich hatte als Kind eine gutartige Form der Sklerodermie.)

10. **Allergien** – vielleicht sogar die gefährlichen Erdnussallergien! Von denen habe ich in jungen Jahren (also in den Siebzigern) nie gehört; heute scheinen sie weit verbreitet zu sein.

11. **leichtere Autoimmunerkrankungen** wie Hautschuppen, Schuppenflechte etc.

12. **viele Krebsarten**, darunter Prostata-, Brust-, Bauchspeicheldrüsen- und Darmkrebs, Leukämie usw. usf.

13. **Tuberkulose**

14. **Erkältungen**, die im Winter viel häufiger auftreten als in den Sommermonaten

15. **Nagelpilze** an den Zehen- und Fingernägeln: Einige Leute (ich inklusive) haben nach Einnahme von hochdosiertem Vitamin D_3 berichtet, dass die Symptome dieser Infektion verschwunden sind.

16. **Typ-1-Diabetes**: Diese Erkrankung tritt bei Kindern auf, wenn ihre insulinproduzierenden Zellen vom Immunsystem zerstört werden – und alle diese Kinder haben niedrige Vitamin-D_3-Werte.

■ Weiter hinten in diesem Buch werden Sie einige spannende neue Erkenntnisse zu diesem Thema finden, auf die ich nach Veröffentlichung der ersten Auflagen gestoßen bin. Es geht dabei um den evolutionären Zweck von Diabetes und dem metabolischen Syndrom; eine absolut faszinierende Untertheorie zum „Menschlichen-Winterschlaf-Syndrom". Wie gesagt – später mehr dazu.

17. **Typ-2-Diabetes**: eine Erkrankung, die vor allem bei älteren und übergewichtigen Erwachsenen auftritt – natürlich durchwegs solchen mit einem niedrigen Vitamin-D_3-Spiegel (siehe dazu auch Anm. bei Punkt 16)

18. **Metabolisches Syndrom** im Zusammenhang mit Insulinresistenz und Diabetes 2 (siehe dazu auch Anm. bei Punkt 16)

19. **Bluthochdruck** (siehe dazu auch Anm. bei Punkt 16)

20. **rheumatoide Arthritis**

21. **Morbus Crohn, Reizdarmsyndrom** und **Colitis ulcerosa**

22. **Alkoholkrankheit**: eine Abhängigkeit, die vielfach als Reaktion auf eine Depression betrachtet wird. Alkoholismus kommt in nördlichen Breitengraden häufiger vor. Ich hatte einen nahen Verwandten, der schwerer Alkoholiker war, seit 20 Jahren Tag für Tag um 13 Uhr mit dem Schnapstrinken angefangen hatte und einfach nicht aufhören konnte. Nach etwa einem halben Jahr mit einer erhöhten Dosis Vitamin D_3 gab er das Trinken eines Tages ganz von selbst auf. Heute konsumiert er höchstens gelegentlich noch ein Bier.

23. **Ganglien** (wie sie bei mir und einigen Lesern auftraten)

24. **subkutane Zysten** (bei mir)

25. **Akne**: Interessanterweise konkurriert der Vitamin-D_3-Rezeptor nicht nur mit dem Triiodthyronin(T3)-Schilddrüsenhormon-Rezeptor, sondern auch mit dem Retinsäuren-Rezeptor; die 13-cis-Retinsäure (Isotretinoin) wird in den USA zur Akne-Therapie (und als Mittel gegen Falten) eingesetzt. Wenn man sich in der Sonne bräunen lässt (und damit die Vitamin-D_3-Konzentration in den betroffenen Hautstellen erhöht), hilft das auch gegen Akne.

26. **Herzerkrankungen, Herzversagen** und **hypertrophe Kardiomyopathie**

27. **chronisch obstruktive Lungenerkrankung** (COPD) und die damit einhergehende Bronchitis beziehungsweise das zentrilobuläre Emphysem

28. **andere Lungenprobleme**

29. **Lupus**

30. **Makuladegeneration**: Eine Person, die hochdosiertes Vitamin D_3 angewendet hat, will diese Erkrankung damit geheilt haben (siehe dazu auch Anm. bei Punkt 16).

31. **Wachstumsschmerzen** bei Kindern

32. **Nierenerkrankungen**: hängen durchwegs mit einem niedrigen Vitamin-D_3-Spiegel zusammen (siehe dazu auch Anm. bei Punkt 16)

33. **Frühgeburten**: haben in den vergangenen 25 Jahren um 36 Prozent zugenommen – eventuell auch wegen der häufig verwendeten Sonnenschutzmittel? Bei Schwangeren, die 4.000 IE D_3 täglich einnehmen (meiner Ansicht nach zu wenig), reduziert sich die Häufigkeit um die Hälfte. Stillende Mütter sollen laut offizieller Empfehlung 6.400 IE täglich nehmen (ebenfalls zu wenig!).

34. **zu kleine Babys**, **Säuglinge mit Erkältungen** oder **Ekzemen** und **Mütter, die oft an Infektionen leiden**

35. **Schwangerschaftskomplikationen** wie Präeklampsie, erhöhter Blutdruck und Schwangerschaftsdiabetes: Auch hier sinkt die Häufigkeit durch erhöhte D_3-Dosen.

36. **Fehlgeburten**, weil das Autoimmunsystem der Mutter den Fötus attackiert

37. **Magengeschwüre** und durch Helicobacter pylori verursachte **Gastritis**

38. **Tod der Mutter bei der Geburt**

39. **Lernschwächen** und **Gehirnmissbildungen** bei Kindern

40. **Anorexia nervosa**: tritt bei im März geborenen Menschen viel häufiger auf

41. **bipolare Störung** (manisch-depressive Erkrankung): Das ist relativ leicht zu erklären, da Schlafmangel zur Manie und zuviel Schlaf zur Depression führen kann. Da fällt einem doch gleich der veränderte Vitamin-D_3-Spiegel bei hoher und geringer Sonneneinstrahlung ein, oder?

42. **Schlaganfall während und nach der Schwangerschaft**: Seit 1994 ist hier ein Anstieg um 54 Prozent festzustellen!

43. **Schlaganfälle im Allgemeinen**: Eine aktuelle Studie wies nach, dass in Gegenden mit weniger und schwächerem Sonnenlicht das Schlaganfallrisiko um 56 Prozent höher ist.

44. unspezifische **Knochenschmerzen**

45. **exzessive Tagesmüdigkeit** (einer der Rezensenten meines Buches behauptet, diese Störung mit D_3 geheilt zu haben)

46. Ich nehme die **Aufmerksamkeitsdefizit- / Hyperaktivitätsstörung** (ADHS) in die Liste auf, weil ich als Kind neben meinem Asthma darunter gelitten habe – und vor kurzem erfahren habe, dass viele Kinder mit dieser Störung auch sehr anfällig für Asthma sind. Bisher habe ich zwar keine Studien gefunden, die einen Zusammenhang zwischen Müttern mit Vitamin-D_3-Defizit und Kindern mit ADHS nahelegen – doch es dürfte nur eine Frage der Zeit sein, bis dieser Zusammenhang nachgewiesen werden kann. Ein weiterer Hinweis auf eine solche ursächliche Verbindung ist die Tatsache, dass einige der autismusauslösenden Gene auch für die Auslösung von ADHS verantwortlich sind. Da wir wissen, dass Autismus mit einem Vitamin-D_3-Defizit mütterlicherseits zu tun hat, können wir annehmen, dass dieses Defizit auch für ADHS verantwortlich ist.

47. **Glaukom** (Grüner Star): Dr. Kaufman vom amerikanischen *Glaucoma Institute* hat herausgefunden, dass der Augeninnendruck bei Affen, die mit Vitamin-D_3-Augentropfen behandelt werden, um 25 bis 30 Prozent sinkt. (Warten wir ab, was passiert, wenn die Versuchstiere erst eine Dosis von 30.000 IE erhalten …; siehe dazu auch Anm. bei Punkt 16.)

48. **Migräne**

49. **Parkinson-Krankheit**: Diese Krankheit tritt bei Menschen, die im Freien arbeiten, seltener auf.

50. **Harnwegsinfekte**

51. **prämenstruelles Syndrom**

52. **Menstruationsbeschwerden**

53. **Gicht**: Erhöhte Harnsäurewerte senken den Vitamin-D_3-Spiegel – das heißt im Umkehrschluss: Ein niedriger Vitamin-D_3-Spiegel verursacht Gicht.

54. Folgendes wurde mir gerade klar: Da v**erschiedene psychische Störungen** mit einem niedrigen Vitamin-D_3-Spiegel in Verbindung gebracht werden, können wir annehmen, dass auch zwei weitere Störungen durch diesen Mangel verursacht werden: das **Messie-Syndrom** und die damit oft einhergehende und sehr ähnliche **Zwangsstörung**. Warum? Nun ja, wenn uns die Evolution auf eine winterliche Hungerperiode mit geringer D_3-Zufuhr vorbereitet, ist es nur logisch, dass man alle möglichen Dinge – einschließlich Nahrung – zu sammeln und anzuhäufen beginnt.

55. **Zahnkaries**, vor allem in den Milchzähnen: Ich hatte aus einer Nachrichtensendung erfahren, dass die Häufigkeit von Karies in den

Milchzähnen stark zugenommen hat. Bei meinen anschließenden Recherchen stellte sich heraus (u. a. aus einer Studie von Dr. Cannell vom *Vitamin D Council*), dass schon die Gabe von 1.000 IE D_3 täglich die Zahnkariesbildung bei Kindern verhindert.

56. **Psoriasis**: Es ist wirklich verblüffend. Lesen Sie bitte bei Amazon die Rezension meines Buches, die der Augenarzt Dr. Donn Carroll verfasst hat. Der Mann litt zeit seines Lebens unter unheilbarer Psoriasis, die so schlimm war, dass er auf dem Bauch schlafen musste. Nach nur zwei Monaten mit 50.000 IE täglich war er vollständig geheilt und fühlte sich „pudelwohl".

57. **Fersensporn**: Daran litt ich etwa ein Jahr lang, doch der Fersensporn war noch vor meinem großen Experiment wieder verschwunden, als ich mit 4.000 IE täglich auskam. Ein Leser aus Brasilien teilte mir mit, dass er zwei Jahre lang einen Fersensporn hatte – und als er 25.000 IE täglich einnahm, war das Leiden binnen zwei Wochen verschwunden.

58. **Osteopenie**: Eine andere Rezensentin schrieb, dass ein gebrochener Knochen in ihrem Fuß sechs Monate lang nicht zusammenheilte, obwohl sie die Anweisungen ihres Arztes befolgte. Erst durch Einnahme von hochdosiertem D_3 und K_2 wuchs der Knochen wieder zusammen.

59. **Vertigo** (Schwindel) **mit Migräne**: Aus der Mail einer schottischen Leserin erfuhr ich, dass hochdosiertes D_3 die Migräne mit Schwindelgefühl, unter der sie seit einiger Zeit litt, schnell wieder zum Verschwinden gebracht hatte.

60. **chronische Wunden** und **Geschwüre**, die nicht verheilen: Eine Dame, die lange an einer chronischen, nicht verheilenden Wunde litt, teilte mir via Mail mit, dass sie 75.000 IE D_3 einnahm und sich

der Heilerfolg daraufhin bald einstellte. Den Text dieser Mail finden Sie im Schlussteil des vorliegenden Buches.

61. **Kniegelenksarthrose**, die eine Knieprothese erfordert: Vor kurzem habe ich die Mail einer Leserin erhalten, die berichtet, dass ihre Ärzte ihr rieten, sich beide Kniegelenke durch Prothesen ersetzen zu lassen. Nachdem sie 60 Tage lang 2.000 IE D_3 und dann einen Monat lang 10.000 IE eingenommen hat, sind ihre Knie – wie sie berichtet – vollständig wiederhergestellt. Auch diese Mail finden Sie im Schlussteil des Buches.

62. **Kurzsichtigkeit / Weitsichtigkeit**: Dieselbe Leserin, die über ihre Knieprobleme berichtete, merkte auch an, dass sich ihre Sehkraft im rechten Auge von +2,25 auf +0,75 und im linken Auge von +7,5 auf –0,25 (was auch immer diese Zahlen bedeuten) verbessert hatte. Die Arzthelferinnen ihres Augenspezialisten fragten sie, ob sie sich einem operativen Eingriff unterzogen hätte. Mir ist selbst ebenfalls aufgefallen, dass meine Weitsicht klarer geworden zu sein scheint – so, als ob ich vorher in tiefes, etwas getrübtes Wasser geblickt hätte, das nun kristallklar ist. Auch meine Tiefenwahrnehmung ist jetzt viel ausgeprägter als zuvor. Ich bin mir nicht ganz sicher, ob ich mir das nur einbilde, doch angesichts der Tatsache, dass D_3 verschiedene Gewebeformen neu gestaltet und ausbessert, kann es durchaus sein, dass auch die Linse des Auges davon betroffen ist.

63. **aktinische Keratose**: Ein Leser mit roten Haaren und heller Haut erzählte mir, dass er sein Leben lang an aktinischer Keratose gelitten habe – dabei wird die Oberhaut durch Sonnenlicht dick und verhornt. Die betroffenen Stellen gehen mit zwanzigprozentiger Wahrscheinlichkeit später in Krebs über. Auch seine Mail kann man im Schlussteil des Buches nachlesen.

64. **Sonnenbrand**: Offensichtlich sind manche besonders sonnenbrandgefährdete Menschen während der Einnahme von hochdosiertem D_3 weniger anfällig. Siehe dazu die letzte Mail im Schlussteil des Buches.

65. **Knochensporne**: Durch Einnahme von hochdosiertem D_3 brachte ich den Knochenvorsprung an meinem Ellbogen binnen neun Monaten zum Verschwinden. Vor kurzem erhielt ich die Mail eines Mannes, der 20 Jahre lang zwei Knochensporne an den Fußknöcheln hatte, die nach Aussage seines Fußspezialisten die größten waren, die er je gesehen hatte. Nachdem er einige Monate lang 26.000 IE D_3 täglich eingenommen habe, seien sie verschwunden. Siehe E-Mail im Schlussteil.

66. **schwere Hypoglykämie / schwerer Hypogonadismus**: Die bisher bemerkenswerteste Leser-Mail stammte von einem Mann, der seit seiner Kindheit sehr stark an einer schweren, nicht behandelbaren Hypoglykämie gelitten hatte – und binnen einem Monat davon geheilt war. Durch die dafür verantwortliche Behandlung mit hochdosiertem D_3 stieg sein Testosteronspiegel zudem so an, dass ihm im Alter von 25 Jahren erstmals ein Bart zu wachsen begann. Auch seine E-Mail finden Sie im Schlussteil dieses Buches.

67. **dicke Hornschwielen und häßliche trockene, rissige Haut an den Füßen**: Nach der monatelangen Einnahme von D_3 fiel mir auch auf, dass meine schwieligen Füße mit ihrer rissigen Haut nunmehr völlig glatt waren – und ich hatte nichts dazu getan als D_3-Tabletten einzuwerfen.

Einige Leser, die Rezensionen bei Amazon veröffentlicht haben (in vielen Fällen Leute, die dort häufig Rezensionen schreiben), geben nach Durchsicht der obigen langen Liste Kommentare wie diesen ab: „Wenn etwas zu schön ist, um wahr zu sein, dann ist es meistens auch nicht wahr." Oder: „Die gesundheitlichen Vorteile sind stark übertrieben." Darauf kann ich nur entgegnen: Informieren Sie sich, bevor Sie solche Meldungen loslassen. Wenn Sie sämtliche der 52.000 Studien auf Pub Med (mittlerweile sind es 55.000) durchforsten wollen, kostet Sie das nur zwei Monate – und dann liegt Ihren Ansichten wenigstens Wissen zugrunde statt nur ungeprüfter Glaube.

Manche Leute haben halt einfach das Bedürfnis, einfach draufloszuschwatzen und jeden mit ihren Ansichten zu beglücken. Diese Rezensenten haben mir nur gezeigt, dass der sogenannte gesunde Menschenverstand anscheinend gar nicht so weit verbreitet ist. Haben sie etwa überlesen, dass ich mehr als 52.000 Studien über Vitamin D durchgesehen habe? Oder haben sie einfach nicht begriffen, was das bedeutet? Ich fände es jedenfalls schade, wenn jemand das eine oder andere Leiden nicht loswerden kann, nur weil solche obergescheiten Kommentatoren sich bemüßigt fühlen, die gängige Meinung – die nur auf den ersten Blick logisch erscheint – zum x-ten Mal durchzukauen. Die obige Liste der Krankheiten und Leiden, die in Zusammenhang mit einem Vitamin-D_3-Mangel stehen, ist absolut korrekt.

Jeder kann in einem Monat oder weniger jede Krankheit heilen!

Sie könnten sich auch noch etwas weiterbilden, indem Sie „season of birth" (Geburtsjahreszeit) oder „month of birth" (Geburtsmonat) als Suchbefehl in die Pub-Med-Datenbank eingeben und dann die Titel aller 3.600 zu diesen Stichworten gefundenen Artikel aus wissenschaftlichen Zeitschriften überfliegen – das habe ich selbst bisher noch nicht getan. Wahrscheinlich haben Sie bereits erraten, dass viele der darin getätigten Feststellungen mit dem Vitamin-D_3-Spiegel von Müttern während der Schwangerschaft zu tun haben.

Wie steht es zum Beispiel mit Osteoporose? Angesichts der Tatsache, dass D_3 gut für die Knochen ist, würde man annehmen, dass ein Vitamin-D_3-Mangel Osteoporose hervorruft. Ich bin jedoch der Ansicht, dass das nicht stimmt. Also durchsuchte ich die Pub-Med-Datenbank, die wissenschaftliche Artikel bis zurück ins Jahr 1967 und noch früher enthält.

Die Eingabe der Suchbegriffe „D_3-Mangel verursacht Osteoporose" brachte nur 79 Treffer. Wenn ein Vitamin-D_3-Mangel tatsächlich Osteoporose hervorriefe, wären es mindestens 1.000 Treffer gewesen. Das sagt mir meine Erfahrung – nach 25 Jahren Arbeit mit dieser Datenbank.

Ich habe zwar auch die Studien gesehen, die den Schluss nahelegen, ein niedriger Vitamin-D_3-Spiegel führe zu häufigeren Knochenbrüchen; ich glaube jedoch nicht, dass dafür Osteoporose verantwortlich ist, sondern ein schlechter Erhalt des Knochenniveaus. Osteoporotische Knochen sehen so aus, als hätten Termiten Tausende kleine Löcher hineingebohrt. Ich würde sehr viel darauf verwetten, dass die Artikelzusammenfassungen, die Sie selbst bei einer schnellen Pub-Med-Suche finden, nicht darauf hinweisen, dass ein D_3-Mangel Osteoporose verursacht.

Ich erwähne die Suchmethoden und dieses spezifische Ergebnis hier nur, damit Sie in der Lage sind, selbst in Pub Med zu suchen und dort Antworten zu finden. Sie brauchen kein medizinisches Fachwissen dazu, sondern müssen sich nur eine Hypothese ausdenken – und wenn sie stimmt, wird Ihnen die Datenbank eine Menge Ergebnisse auswerfen, die Ihre Hypothese bestätigen. Sie müssen nicht einmal die ganze Artikelzusammenfassung lesen, die zum Großteil ohnehin nur aus Zahlenmaterial zum behandelten Experiment besteht. Jede dieser Zusammenfassungen hat nämlich auch einen Titel, eine Einleitung und ein Fazit. Wenn Sie sich auf diese drei Punkte konzentrieren, werden Sie bald auch ohne jedes Vorwissen ein Muster erkennen. Muster bedeuten meist etwas – und führen zu weiteren Theorien und Fragen. Ich bin fest davon überzeugt, dass auch ein Laie innerhalb eines Monats mittels Datenbankrecherche in

Pub Med jeder Krankheit ein Heilmittel zuordnen kann. Und das meine ich ernst. Es ist wie ein Puzzlespiel.

Die Wissenschaftler tun meist nichts anderes, als in ihrem jeweiligen Fachbereich kleine Puzzleteile zu produzieren; es gibt fast niemanden, der am Gesamtbild arbeitet. Wenn man sich die Fachzeitschriften ansieht, so bemerkt man, dass sich zirka 99 Prozent davon ausschließlich mit Versuchsergebnissen und klinischen Beobachtungen befassen. Ich kenne nur eine einzige medizinische Fachzeitschrift, die der Theorie gewidmet ist, den medizinischen Hypothesen, dem Zusammensetzen der Puzzleteile zu einem Ganzen, also der Lösung des Rätsels. Schon daran erkennt man, wie funktionsgestört wissenschaftliche Kreise heutzutage sind. Meiner Ansicht nach sind die meisten Wissenschaftler Borderline-Autisten, die Wiederholung und Gleichförmigkeit lieben, im Allgemeinen kleinlich sind, die andere gern kritisieren und die – wie autistische Kinder – durchdrehen, wenn man die Möbel in ihrem Zimmer umstellt. Die meisten kreativen Menschen befassen sich anscheinend lieber mit Kunst, Film oder Literatur, statt sich in der Wissenschaft zu betätigen. Und genau aus diesem Grund bleibt die Pub-Med-Datenbank, die das Wissen zur Heilung sämtlicher Krankheiten enthält, im Wesentlichen ungenutzt und unentdeckt. Es findet sich kein kreativer Mensch, der sich 30 Minuten oder auch 30 Tage lang dieses Wissens bedient und die richtigen Fragen zu einer Erkrankung stellt …

Sie können die Pub-Med-Datenbank jederzeit kostenlos benutzen und dort Ihre eigenen Gedankenexperimente durchführen – unter der Internet-Adresse **www.ncbi.nlm.nih.gov/pubmed**.

Da seit 1967 so viele medizinische Experimente durchgeführt und an Pub Med gemeldet wurden, brauchen Sie nur eine Theorie zu formulieren und diese ins Suchfeld einzugeben. Ist Ihre Theorie falsch, dann werden Sie wesentlich weniger Ergebnisse erhalten als bei einer richtigen, und der Großteil dieser Treffer wird wahrscheinlich nur peripher mit der Theorie zu tun haben. Die Treffer, die ich zu meiner in der Suchanfrage

„D_3-Mangel verursacht Osteoporose" formulierten Theorie erhalte, weisen – wie wir noch sehen werden – deutlich darauf hin, dass D_3-Mangel eben *keine* Osteoporose verursacht. (Wenn man einmal begriffen hat, wie Datenbanken mit riesigen Datenmengen funktionieren, weiß man auch, warum dem so ist.) Seit mehr als 25 Jahren arbeite ich hauptsächlich mit dieser Recherchemethode – also können Sie mir ruhig glauben, dass man aus den Daten ohne größere Probleme Muster herausfiltern kann, die die richtigen Antworten liefern; man braucht nur einige Zeit, um dahinterzukommen. Wenn Sie gern Rätsel lösen, wird Ihnen diese Art der Recherche garantiert Spaß machen.

■ ***Später hinzugefügte Notiz***: Vor nicht allzulanger Zeit wurde eine Studie veröffentlicht, aus der hervorging, dass Vitaminpräparate mit (einer sehr geringen Dosis) D_3 und Calzium bei Frauen mit Osteoporose keine positiven Veränderungen hervorrufen – das bestätigt meine Theorie. Andererseits wurde nicht hoch dosiert, vielleicht liegt das negative Ergebnis also daran. Solange es keine Studien mit hochdosiertem D_3 gibt, bleibe ich bei meiner Ansicht, dass ein niedriger D_3-Spiegel keine Osteoporose verursacht, sondern eher Osteomalazie (Knochenerweichung). Die Studie deutet auch darauf hin, dass Calziumgaben wegen der damit einhergehenden Verkalkung die Häufigkeit von Herzerkrankungen steigern. Ich bin mir sicher, dass die verantwortlichen Forscher den Frauen kein Vitamin K_2 verabreicht haben, um das Calzium in ihren Knochen zu halten und nicht in den Blutkreislauf, die Blutgefäße und das Weichteilgewebe gelangen zu lassen. Das Fazit der Studie war der grob fahrlässige Satz: „Nehmen Sie gegen Osteoporose kein Vitamin D_3 ein." Dieser Rat verriet eine völlige Ignoranz gegenüber den vielen positiven Auswirkungen, die Vitamin D_3 auf sämtliche anderen Krankheiten und Leiden hat. Im Internet hat jemand diese Studie mit ihren Fehlinformationen als ersten Schritt der Pharmakonzerne in deren Bemühen interpretiert, Vitamin D_3 zu verbieten.

Entscheidend ist, dass die 79 Treffer bei Pub Med mit meinen bereits veröffentlichten Arbeiten übereinstimmen, in denen ich darauf hingewiesen habe, dass Osteoporose nicht durch einen Hormonmangel, sondern durch den starken Anstieg des luteinisierenden Hormons (LH) bei Männern und Frauen über 40 verursacht wird. LH greift die Knochen (Osteoporose), das Gehirn (Alzheimer) und viele andere Bereiche im Körper an.

Generell scheint es so zu sein, dass alle dem Menschen bekannten Krankheiten – mit Ausnahme einiger altersbedingter – mit einem D_3-Mangel zusammenhängen und unter den Begriffen „Menschliches-Winterschlaf-Syndrom" sowie dem untergeordneten „Unvollständige-Reparatur-Syndrom" (Incomplete Repair Syndrome; IRS) zusammengefasst werden können. (Komischerweise ist IRS auch die Abkürzung für den *Internal Revenue Service*, die gefürchtete US-Steuerbehörde. Wenn Ihnen also ein Amerikaner erzählt, dass er vom IRS angegriffen worden sei, klingt das jetzt vielleicht nicht mehr so unheilverkündend wie bisher …)

Als ich vor zirka acht Jahren herausfand, dass die meisten Menschen, die an Gelenkschmerzen und -beschwerden leiden, ein Vitamin-D_3-Defizit aufweisen, wurden mir die Vorteile von D_3 langsam bewusst. Damals steigerte ich meine tägliche Dosis von den üblichen 400 IE erst auf 1.000 IE und dann auf 4.000 IE und glaubte, das würde positive Auswirkungen haben – und die hatte es auch. Ein Großteil der arthritischen Probleme, unter denen ich von meinem 30. bis zum 39. Lebensjahr litt, verflüchtigte sich. Ich konnte wieder trainieren wie damals mit 30, ohne dabei meine Schultern und Handgelenke zu beschädigen.

Einen wichtigen Anhaltspunkt erhielt ich eines schönen Tages, als mein Vater, ein Urologe, der in Stanford studiert hatte, auf meine Empfehlung hin mehrere Jahre lang eine D_3-Tagesdosis von 2.000 IE eingenommen hatte und dann einen Vitamin-D_3-Bluttest machte, der – wie er immer wieder betont – 380 Dollar kostete und von der staatlichen Krankenversicherung bezahlt wurde. (Erstaunlich, wenn man bedenkt, dass das Material für einen solchen Test, den man selbst durchführen kann, nur

60 Dollar kostet; später erfuhr ich dann, dass es bei www.lef.org für 44 Dollar erhältlich ist.)

Als mein Vater sein Testergebnis bekam, war ich schockiert. Er befand sich mit seinen 79 Jahren immer noch am untersten Ende der Vitamin-D_3-Skala, mit einem Wert von 30 ng/ml. Der ideale Wert liegt bei über 70 ng/ml, und manche Experten sind der Meinung, dass auch Werte von bis zu 150 ng/ml noch nicht gesundheitsgefährdend sind. (Ich hege meine Zweifel daran, daß 150 ng/ml über einen längeren Zeitraum hinweg ungefährlich sind und würde eine so hohe Dosis nur empfehlen, wenn man bestimmte gesundheitliche Probleme beseitigen will; danach sollte man den Vitamin-D_3-Spiegel zwischen 90 und 100 ng/ml stabil halten.) Die Tagesdosis meines Vaters von 2.000 IE betrug zu dieser Zeit das Fünffache der ärztlich empfohlenen Vitamin-D_3-Dosis von 400 IE. Damals wurde mir klar, dass ich wahrscheinlich einer Familie mit einem genetisch bedingt niedrigen Vitamin-D_3-Spiegel entstamme. Wie sonst wäre es zu erklären, dass mein Vater mit seiner fünfmal so hoch wie empfohlenen Tagesdosis immer noch einen so niedrigen Wert hatte? (Und wie sonst wäre es zu erklären, dass die gesamte Ärzteschaft seit so vielen Jahren völlig danebenliegt, was unseren täglichen Vitamin-D_3-Bedarf oder die notwendige Menge Sonnenlicht angeht?)

Billige Blutuntersuchungen in den USA

Die einfachste und billigste Methode, in den Vereinigten Staaten sein Blut untersuchen zu lassen, ist das Bluttest-Angebot von **www.lef.org**.[4] Die Angelegenheit verläuft problemlos: Man bestellt auf der Life-Exten-

4 [Anm. d. Verlags: Die deutsche Vertretung von LEF findet man unter www.lefeurope.com/de/] Ein Angebot für ein Vitamin-D3-Testkit, beispielsweise von Cerascreen, fanden wir im Netz für € 34.

sion-Website den Vitamin-D-Bluttest, bezahlt dafür nur 44 US-Dollar und bekommt ein im voraus bezahltes Formular zur Blutuntersuchung gemailt. Das druckt man sich aus, geht damit bei Gelegenheit zum nächstgelegenen Testlabor (auf dem Formular sind sogar die jeweiligen Adressen angegeben), lässt sich dort schmerzlos Blut abnehmen und wartet ab. Das Labor schickt die Blutprobe per Eilboten zu LEF, und von dort kriegt man binnen zwei oder drei Tagen eine Mail mit dem Befund. In Gegenden, wo dieser Service nicht erhältlich ist, bietet LEF für etwa 60 Dollar Testsets für zu Hause an.

Die Empfehlung eines Arztes lautet, den Vitamin-D-Bluttest im Winter machen zu lassen, da die Werte dann erwartungsgemäß am niedrigsten sind. Selbst wenn man im Sommer normale Werte hat, sind es seiner Ansicht nach die Abweichungen nach unten, die einen erkranken lassen.

Weitere Erkenntnisse aus meinem Selbstversuch

Als ich mit der Einnahme von 20.000 IE täglich begonnen hatte, verfiel ich eine Zeit lang in eine Art manische Phase, in der ich energiegeladen und zornig war. Das ist insofern nicht überraschend, da Vitamin D_3 ein Steroidhormon ist – genauer gesagt, ein Secosteroidhormon, das dieselbe Form wie ein Steroidhormon mit seinen vier geschlossenen, im Kreis angeordneten Ringstrukturen hat. Allerdings ist darin ein Ring offen.

Gleichzeitig verspürte ich zunehmenden Schmerz in all den Gelenken, die ich mir je verletzt hatte. Ich führte diesen Schmerz darauf zurück, dass diese nie richtig verheilten Verletzungen nun aufgelöst und Knochen wie Gelenke auf korrekte Art neu gestaltet würden. Ich erinnerte mich an einen Tierversuch, bei dem man Ratten die Beine gebrochen und dann beobachtet hatte, wie gut der Bruch wieder zusammenheilte. Bei Ratten ohne Vitamin-D_3-Ergänzungsmittel in der Nahrung hinterließ die

Knochenreparatur eine große Knochenschwiele an der Bruchstelle, während die mit Vitamin D_3 gefütterten Tiere perfekt zusammen gewachsene Knochen ohne Schwielen aufwiesen.

Ich machte also in der Annahme, dass meine Knochen-und-Gelenks-Neugestaltungs-Theorie richtig sei, mit den 20.000 IE täglich weiter, musste aber während dieser Zeit immer wieder Schmerzmittel einnehmen und meine Gelenke mit schmerzstillender Salbe eincremen. Zudem humpelte ich einige Wochen lang, weil mir die Knie so wehtaten, und fühlte mich, als hätte jemand meine Schultern mit einem Hammer bearbeitet. Der Schmerz in meinen Schultern rührte von alten Rugby- und neueren Paintball-Verletzungen her. Die Knie schmerzten wegen des Skiunfalls, die schnappende Hüfte tat sowieso dauernd weh, und das Überbein am Handgelenk quälte mich bereits seit fünf Jahren.

Nach ungefähr zwei Monaten hatten sich die Schmerzen großteils verflüchtigt, und ich bemerkte, dass mein Überbein sich verhärtet hatte und geschrumpft war. Die Behandlung schien erfolgreich zu sein. Meine Knochen und Gelenke wurden neu gestaltet. Der Körper vergisst ihre richtige Anordnung offenbar nie, sondern wird lediglich davon abgehalten, gewisse Schäden vollständig zu reparieren, um im Winter keine wertvollen Ressourcen zu verschwenden.

Meine Schultern schmerzten jedoch weiter und tun das bis heute, sechs Monate danach (diese Zeilen habe ich vor etwa drei Monaten geschrieben). Der Schmerz beschränkt sich aber in erster Linie auf meine linke Schulter, wo ich im Alter von 21 Jahren die Rugby-Verletzung erlitten hatte, die gleich darauf operativ korrigiert wurde. Die rechte Schulter ist fast schmerzfrei, und die schnappende Hüfte ist absolut kein Problem mehr. Anscheinend konzentriert sich die Reparaturtätigkeit nun auf meine linke Schulter, die operativ behandelt wurde, aber nie gut verheilt ist – sie ist der letzte Problembereich, der noch neu gestaltet werden muss. (Neun Monate nach Beginn meines Selbstversuchs, nachdem ich die Dosis auf 100.000 IE täglich erhöht und dann wegen der Schmerzen das D_3 ganz abgesetzt habe, bevor ich mit 25.000 IE weitermachte, ist auch meine linke Schulter beinahe völlig schmerzfrei.) Beim Bankdrücken mit höheren Gewichten fühle ich meine linke Schulter hin- und hergleiten, als wäre sie elastisch und geleeartig und kein steif-verhärtetes knöchernes Gelenk. Ich rechne damit, dass auch meine derzeit elastischen Gelenke nach einer D_3-Dosisreduktion wieder verhärten werden – und zwar hoffentlich in genau der richtigen Anordnung, eben so, wie sie in meinen jungen Jahren waren.

Ich weiß genau, dass meine rechte Schulter sich drastisch verändert hat, seit ich im High-School-Baseball als Werfer aktiv war und Dinge sehr weit und stark werfen konnte. Als ich mein dreißigstes Lebensjahr hinter mir hatte, konnte ich einen Baseball nur mehr ein paar Meter weit werfen. Heute, wenn ich meinen Hund apportieren lasse, kann ich den Ball wieder viermal so weit weg befördern. Jetzt habe ich wieder eine reelle Chance, als Profisportler zu reüssieren – o.k., kleiner Scherz.

Eine Zeit lang hatte ich meine Dosis auf 100.000 IE täglich gesteigert, aber dann wurde ich nervös, als ich mir einbildete, dass meine Nieren schmerzten. (Ich ließ mich damals tatsächlich auf Nierenschäden untersuchen, aber darauf werde ich später noch zurückkommen …) Ich nahm daher vier Wochen überhaupt kein D_3 und fing dann wieder mit 50.000 IE an, die ich bis heute einnehme.

■ ***Später hinzugefügte Notiz:*** Die 50.000 IE führten nach einiger Zeit zu Gelenkschmerzen, also reduzierte ich wieder auf null und bin seit Monaten auf 25.000 IE täglich, ohne irgendwelche Nebenwirkungen zu verzeichnen.

■ ***Noch später hinzugefügte Notiz:*** Da die 25.000 IE sich positiv auszuwirken schienen, steigerte ich die Dosis auf 30.000 täglich und behielt das bis heute bei. Nach etwa zwei Monaten mit dieser Dosis hat sich der Schmerz in meiner linken Schulter leicht erhöht, und ich spüre auch an der rechten Hüfte – die früher meine schnappende Hüfte war – wieder etwas. Ich schätze, mein Körper will seinen Korrekturen noch den letzten Schliff geben …

■ ***Und noch später:*** Vor etwa zwei Monaten habe ich endlich beschlossen, meine Dosis auf 50.000 bis 60.000 IE zu erhöhen, um all meine Beschwerden loszuwerden. Die rechte Schulter tat eine Zeit lang weh, ist aber nunmehr völlig geheilt; die schnappende Hüfte rechts ist seit langem kein Thema mehr, obwohl ich in der Hüfte immer noch gelegentlich – aber immer seltener – leichte Schmerzen verspüre; und meine linke Schulter bessert sich ebenfalls, ist aber noch nicht ganz schmerzfrei. Und ich nehme ab, ohne gezielt auf einen Gewichtsverlust hinzuarbeiten; heute wiege ich 81 Kilo, und habe mehr als elf Kilo verloren.

Nach meiner D_3-Pause und der Einnahme einer etwa einmonatigen Dosis von 50.000 IE täglich begann wieder diese manische Phase, die an die Folgen von zuviel Testosteron erinnert. In dieser Zeit versetzten mich gewisse politische Ereignisse so in Wut, dass ich ein Blog schrieb und es Tag für Tag an alle meine Bekannten verschickte. Nach weiteren zwei Monaten war aber auch diese Wut wieder verschwunden.

Die Verbindung zwischen D_3 und dem Schilddrüsenhormon

Als ich im Internet nachprüfte, ob auch andere auf die Idee mit dem „Menschlichen-Winterschlaf-Syndrom“ gekommen waren, stieß ich auf etwas Interessantes: Jemand hatte sich den therapeutischen Einsatz von T_3, der aktiven Form des Schilddrüsenhormons, patentieren lassen. Wie bei Vitamin D und seinen Untergruppen D_1, D_2 und D_3 gibt es auch für das Schilddrüsenhormon T_2, T_3 und T_4 – wobei nur T_3 eine aktive Form ist, die anderen müssen erst in T_3 umgewandelt werden. Im Patent wurde angeführt, dass man T_3 gegen etwas verschreiben könne, das auch hier so ähnlich wie „Menschliches-Winterschlaf-Syndrom“ genannt wurde. Ich war verblüfft, als ich entdeckte, dass T_3 gegen all die Krankheiten wirken sollte, bei denen ich die Behandlung mit D_3 vorgeschlagen hatte. Es schien, als wäre ich auf eine wichtige Spur gestoßen.

Als ich mir T_3 im Vergleich zu D_3 näher ansah, stellte ich fest, dass die beiden Hormone und Hormonrezeptoren häufig miteinander konkurrieren, dass sich manchmal ein D_3-Rezeptor und ein T_3-Rezeptor in ihrer Funktion zusammentun, und dass eine höhere Konzentration des einen Hormons im Körper dazu führt, dass die des anderen niedriger wird. Außerdem ähneln sich die Hormone T_3 und D_3 in ihrem Aufbau sehr.

Das brachte mich auf den Gedanken, dass T_3 eventuell die „Winter-Version“ von D_3 sein und die Winterschlaf-Reaktion sowie das „Unvollständige-Reparatur-Syndrom“ mäßigen könnte, ohne aber so wirksam zu sein wie D_3. Tatsächlich scheint das auch der Fall zu sein. Energielosen, depressiven und fettleibigen Menschen wird T_3 verabreicht, um sie auf Touren zu bringen – und das dürfte auch in vielen Fällen funktionieren. Dasselbe Ergebnis ist aber auch durch die Verabreichung von D_3 zu erzielen, wobei hier (im Gegensatz zu T_3) auch noch ein Reparatureffekt eintritt.

Ich informierte mich auch über die hormonellen Veränderungen bei Bären in der Zeit des Winterschlafs und merkte, dass die meisten Publikationen zu diesem Thema sich mit dem Schilddrüsenhormon und seinen Veränderungen befassten. Der Grundtenor lautet, dass die Konzentration des Schilddrüsenhormons beim Bären während des Winterschlafs ein wenig abnimmt, aber nicht sonderlich viel. Meine Suche nach den Stichworten „Bär“, „Winterschlaf“ und „Vitamin D_3“ brachte nur einen eher unbedeutenden Artikel zutage, in dem stand, dass der Vitamin-D_3-Spiegel der Bären von 22 im Sommer auf 8 während des Winterschlafs fällt. Offenbar waren die Winterschlafforscher also die ganze Zeit auf dem Holzweg: Das Anti-Winterschlaf-Hormon heißt nicht T_3, sondern D_3!

Ich habe einen Handwerker in meiner Bekanntschaft, der mittlerweile D_3 einnimmt. Im Jahr 2001 hat man bei ihm auch einen zu geringen Schilddrüsenhormonspiegel diagnostiziert. Seither nimmt er T_4 (nicht T_3); sein Körper muss das T_4 zwar immer noch selbst in das aktive Hormon T_3 umwandeln, doch die Behandlung hat geholfen. Eines Tages kam er mit einer Augenentzündung zur Arbeit, und ich schlug ihm vor, eine hohe Dosis D_3 einzunehmen, um auszuprobieren, ob sein Immunsystem dadurch die Infektion besiegen könnte. Er fing also an, 20.000 IE täglich zu nehmen – und schon nach drei Tagen hatte das D_3 sein Augenproblem beseitigt (vielleicht war das aber auch nur Zufall, und es wäre sowieso von selbst geheilt). Die Antibiotika, die ihm ein Arzt zuvor verschrieben hatte, hatten übrigens keinerlei Wirkung gezeigt.

Der Mann nahm die Dosis auch danach noch eine Zeit lang ein. Als Nebenwirkung des hochdosierten D_3 ging es ihm besser als in den 20 Jahren davor. Er fühlte sich unglaublich energiegeladen, und ich konnte beobachten, wie sein gewaltiger, bärenhafter Körper an Umfang abnahm. Heute hat er nur mehr ein kleines Bäuchlein bei ansonsten relativ normaler Statur. Vorher hatte er ausgesehen wie ein riesiges Wollhaarmammut, da er sehr stark behaart und zudem langhaarig war und einen langen Bart trug. Die meisten Leute nannten ihn in seiner Abwesenheit sogar „Wollhaarmammut" – ich hoffe, er liest dieses Buch nicht! Mittlerweile schwört er auf D_3, obwohl seine Dosis meiner Ansicht nach immer noch zu gering ist. Vielleicht hat er mittlerweie auch ganz aufgehört, es zu nehmen; schließlich wiegt er immer noch fast 110 Kilo. Möglicherweise kann ich ihn zu einem weiteren Versuch überreden, bevor ich die Arbeit an diesem Buch abgeschlossen haben werde – davon werde ich Ihnen in einer späteren Auflage Bericht erstatten.

D_3-Mangel – die US-Regierung ist ahnungslos!

Im Folgenden möchte ich mich etwas näher mit dem öffentlichen Gesundheitswesen in den USA auseinandersetzen.

Unsere First Lady Michelle Obama hat in den öffentlichen Schulen des Landes der Adipositas den Krieg erklärt. Sie hat vor, dick machende Kalorienbomben aus den Schulkantinen zu entfernen und die Kinder zu mehr Bewegung zu motivieren. (Die Regierung Obama hat vor kurzem übrigens auch eine zehnprozentige Steuer auf Bräunungssitzungen im Solarium erlassen, da sie angeblich schädlich sein sollen. Dabei können manche Solarien – vor allem die mit UVB- statt UVA-Licht – den D_3-Spiegel drastisch erhöhen.)

Jeder, der so wie ich vor den 1980er Jahren in Amerika die Grundschule besucht hat, kann sich mit etwas Mühe noch an seine damaligen Schulkameraden erinnern. Ich wette, dass niemand in den Siebzigern fette Kinder in der Klasse hatte, abgesehen vielleicht von ein oder zwei Ausnahmen – stimmt's? Sollte ich damit danebenliegen, dann ist auch meine Theorie falsch, aber ich bin davon überzeugt, dass fast alle Kinder damals so dünn wie die in meiner Klasse waren. Dabei aßen wir alle so viel dick machendes Junkfood, wie wir wollten. Trotzdem gab es bei 25 Schülern höchstens zwei oder drei, die Dickerchen waren, zum Beispiel Mimi J**** oder Scott B****, der Rest war schlank. Ich weiß auch noch, dass Mimi und Scott auffallend blasse Kinder waren (ein Anzeichen für zu wenig D_3?); wir hatten damals übrigens fast nur weiße Kinder in der Schule.

Als ich 2003 mit meiner Freundin eine Feier der sechsten Klasse ihrer Tochter besuchte, war ich schockiert. Das Mädchen war eines der wenigen dünnen Kinder, neben vielleicht vier oder fünf anderen. Der Rest der Klasse war fett, auch die Jungen, insgesamt etwa 80 Prozent der Schüler. Viele ihrer Mitschüler waren Latinos, die (oder deren Eltern) erst vor kurzem in die USA eingewandert waren. Das deckt sich genau mit den Warnungen bezüglich eines zu niedrigen Vitamin-D_3-Spiegels bei dunkelhäutigen Menschen: Menschen mit dunkler Haut, die erst vor kurzem in nördlichere Regionen übergesiedelt sind, sind in Sachen Vitamin-D_3-Mangel besonders gefährdet. Das ist auch der Grund, warum bei Neueinwanderern, die aus äquatornahen Gegenden mit starker Sonneneinstrahlung in die USA kommen, eine sehr hohe Adipositasrate festzustellen ist. Dunklere Haut braucht viel mehr Sonne als helle Haut, um dieselbe Menge an Vitamin D_3 zu erzeugen. Wie ich erfahren habe, schmieren viele schwarze Mütter ihre Kinder heutzutage dick mit Sonnencreme ein – was ich persönlich für unerhört dumm halte.

Vielleicht ziehe ich aus dieser kleinen Stichprobe ja auch voreilige Schlüsse, doch im Statistikunterricht lernt man, dass eine Zufallsstichprobe von 30 Fällen im Allgemeinen recht genau ist; in der Schulklasse, die ich besucht habe, waren mehr als 30 Kinder. Wo liegt der Unterschied zwischen damals und heute? Vielleicht haben die Kinder jetzt wirklich weniger Turnstunden und sitzen daheim zu lange vor dem Fernseher und am Computer … ich kann mich aber noch genau erinnern, dass meine Schulfreunde damals auch ewig vor dem Fernseher saßen und praktisch nur Junkfood zu sich nahmen – und wir wurden trotzdem nicht dick. Das liegt vermutlich daran, dass wir auch viel im Freien spielten und keine Sonnenschutzmittel verwendeten, weil es die damals glücklicherweise nicht gab.

Weder ernährt man sich heutzutage auffällig anders noch bewegt man sich wesentlich weniger als vor 30 oder 40 Jahren. Es muss also etwas anderes geben, das den Unterschied im kindlichen Durchschnittsgewicht erklärt. Was hat sich seit den frühen 1980er Jahren verändert? Spekulieren wir einmal: Schuld könnte der 1980 erteilte Rat sein, die Sonne zu meiden und Sonnenschutzmittel zu verwenden. Seit damals sind ja auch Autismus und Asthma zu wahren Volksseuchen geworden …

Es dürfte die Ärzteschaft gewesen sein, die uns die böse Krankheit namens „weißer Hautkrebs“ ersparen wollte und es dabei etwas zu gut gemeint hat. Damit haben die Doktoren nämlich eine iatrogene („vom Arzt erzeugte“) Adipositas-, Autismus- und Asthma-Epidemie ins Leben gerufen und auch etliche andere Krankheiten begünstigt. Wie wir heute wissen, ist weißer Hautkrebs relativ gutartig. Die gefährlichere Hautkrebsvariante ist das maligne Melanom („schwarzer Hautkrebs“), gegen das Vitamin D_3 und Sonnenbestrahlung nachweislich vorbeugend wirken.

Die Ärzte haben also eventuell einige von uns vor einer gutartigen, ungefährlichen Hautkrebsform bewahrt, damit jedoch eine gigantische Epidemie all der Krankheiten losgetreten, die ich bisher angeführt habe (und vielleicht noch einiger mehr, von denen später noch die Rede sein wird). Sie haben uns krank gemacht, indem sie uns geraten haben, die Sonne zu meiden und uns mit Sonnencreme zuzupflastern, wenn wir uns auch nur für ein paar Minuten ins tödliche Tageslicht hinauswagen sollten. Man braucht sich ja nur die Nachrichten anzusehen: Wenn der Wetteransager einen sonnigen Tag ankündigt, folgt immer gleich der gute Rat, einen Hut zu tragen und das Sonnenschutzmittel nicht zu vergessen. Im Hinblick auf die Menschheitsgeschichte und unsere Entwicklung aus Vorfahren, die fast durchwegs in äquatornahen Regionen mit viel Sonne gelebt haben, ist das natürlich grober Unfug.

Was mein lebenslanger Vitamin-D_3-Mangel alles angerichtet hat

Ich werde Ihnen nun aus meinem Leben berichten – oder genauer darüber, wie mein lebenslanger Vitamin-D_3-Mangel mich mutmaßlich beeinträchtigt hat.

Als ich zur Welt kam, war Sonnencreme noch nicht in Mode, wir hatten nur Bräunungsmittel oder Kakaobutter. In den USA gab es damals ein Bräunungsmittel namens *Coppertone* – und ein berühmtes Inserat, auf dem ein kleines blondes Mädchen zu sehen war, dem ein Hund das Badehöschen herunterzog und damit seine Bräunungsstreifen am Hintern sichtbar machte. Ich kann mich noch gut daran erinnern, weil mir dieses Bild im Alter von zehn Jahren meine erste, schüchterne Erektion bescherte. Jedenfalls: In dieser Atmosphäre von Strand und Sonne als etwas Erstrebenswertem wuchs ich auf. Ich spielte viel im Freien, ließ mich zusammen mit meinen Eltern zu Hause oder am Strand bräunen und war im Sommer immer recht gesund. Meine Eltern legten viel Wert auf Sonnenbräune und legten sich deswegen so oft wie möglich in die Sonne. Damals war es modern, sonnengebräunt zu sein; es sah gut und gesund aus (und wahrscheinlich fühlte man sich so auch gesünder).

Mit vier Jahren hatte ich im Winter plötzlich meinen ersten Asthma-Anfall. Ich weiß noch heute, dass ich das Gefühl hatte, ertrinken zu müssen und keine Luft zu bekommen. Meine Mutter und meine Schwester eilten mir zu Hilfe, konnten aber nichts tun – es war eine schreckliche Tortur. Mir tun Asthma-Kranke bis heute leid, obwohl ich selbst seit meinem sechsten Lebensjahr keinen Anfall mehr hatte. Dass ich mich jetzt noch daran erinnere, ist ein Zeichen dafür, wie schlimm es gewesen sein muss; so fühlt sich wahrscheinlich *Waterboarding* an.

Die Ärzte „heilten“ mich, indem sie mir eine Allergie gegen Daunenkissen attestierten und zu einer operativen Entfernung meiner Mandeln und Polypen rieten. Man schnitt dieses Gewebe hinter der Nase und im Rachen also heraus, gab mir kunststoffgefüllte Kissen – und die Behandlung schien Erfolg zu haben. In Anbetracht der Tatsache, dass ein niedriger Vitamin-D_3-Spiegel stark mit Allergien und Asthma assoziiert wird, glaube ich allerdings, dass Vitamin-D_3-Präparate oder ein Urlaub in Florida dasselbe erreicht hätten.

Mit 23 Jahren zog ich aus St. Louis nach Chicago, wo ich plötzlich an jahreszeitlich bedingten Allergien zu leiden begann, die ich zuvor nie gehabt hatte. Sobald die Pollen von Bäumen und Sträuchern durch die Luft flogen, bekam ich heftige Niesanfälle sowie juckende und tränende Augen. Dann musste ich immer vier Wochen lang Antiallergika einnehmen. Später schluckte ich Claritin [dt. Handelsname: Lisino], versuchte die Anzahl der Tabletten aber möglichst gering zu halten. Die Allergien wurde ich seit damals nicht mehr los – doch im ersten Jahr meines D_3-Selbstversuchs merkte ich, dass die Anfälle immer seltener wurden und ich insgesamt nur fünf Tabletten Claritin brauchte. Nun, im zweiten Jahr meines gefährlichen D_3-Experiments, kam ich ohne eine einzige Tablette durch die Allergiesaison. Ich bin also fast geheilt, abgesehen von ein paar Niesanfällen beim Pollenflug; Medikamente brauche ich jedenfalls keine mehr. Daher nehme ich an, dass hochdosiertes D_3 über einen längeren Zeitraum hinweg auch Allergien vollständig heilt. Anscheinend dauert es ein wenig länger, das Immunsystem neu zu gestalten, als das bei einem Knochensporn oder einer schnappenden Hüfte der Fall ist.

Als ich etwa zehn Jahre alt war, bildete sich auf meinem Kopf eine peinliche kahle Stelle. Das sah so aus, als hätte mir jemand mit einem Säbel die Haare von meinem Haarwirbel bis herunter zum Gesicht abrasiert. Die ärztliche Untersuchung ergab, dass ich eine nicht-tödliche Sklerodermie hatte – das ist die Krankheit, bei der das Kollagen sich falsch verhält und in bestimmten Körperbereichen falsche Gewebearten erzeugt. Seltsame Sache. … Bei Menschen, die an der tödlichen Version erkranken, beginnt die Sklerodermie irgendwo am Körper und befällt sodann den gesamten Rumpf, bis sie zum Herzen gelangt und den Patienten umbringt. Glücklicherweise war es bei mir nur eine zirkumskripte Sklerodermie, auch Morphea genannt, die sich auf die Haut beschränkt; in meinem Fall eben auf die Kopfhaut. Die kahle Stelle begleitete mich mein ganzes Leben, obwohl ein Schönheitschirurg sie immerhin verkleinerte, indem er ein paar Stücke herausschnitt und meine Kopfhaut enger zusammennähte. Meine Suche nach dem Stichwort „Sklerodermie“ in der Pub-Med-Datenbank ergab – natürlich – das Vorhandensein eines Vitamin-D_3-Mangels in allen Menschen, die an dieser Krankheit leiden. Schade, dass ich das nicht schon in jungen Jahren gewusst hatte! Die Ärzte taten damals ihr Möglichstes und spritzten mir eine Unmenge Cortison in den Kopf. (Dieses Medikament ist auch so ein roter Faden, der sich durch mein ganzes Leben zieht.)

Manche der mir bekannten Studien deuten darauf hin, dass es bei der Suche nach dem optimalen Vitamin-D3-Spiegel eine U-Kurve gibt: zu wenig D_3 macht krank, aber zu viel ist auch nicht gut. Ich nehme an, dass es einen Idealspiegel zur Erhaltung der Gesundheit gibt; will man aber mehrere nie verheilte gesundheitliche Probleme lösen, die sich im Lauf der Zeit angesammelt haben, dann sollte man es durchaus riskieren, mit der Dosis für eine gewisse Zeit die Kurve hinaufzuwandern. Dies tut man so lange, bis die gesundheitlichen Probleme überwunden sind und nähert sich dann wieder dem niedrigsten Punkt des U an. Dabei darf man nie vergessen, dass eine Behandlung mit dem Skalpell oder gefährlichen Medikamenten auch immer riskant ist. Ich würde also nicht davor zurückscheuen, ein paar Risiken einzugehen, wenn sich dadurch medizinische Probleme lösen ließen, denen die Ärzteschaft hilflos gegenübersteht. Meinen persönlichen Erfahrungen zufolge liegt die angemessene Dosis, um den Vitamin-D_3-Spiegel zu halten, in meinem Fall bei 25.000 bis 30.000 IE täglich. Viele Vitamin-D_3-Experten geben eine Tagesdosis von 10.000 IE als gerade noch sicher an, doch ich schätze, dass sie hier – wie so oft – übervorsichtig sind. (Wenn man auf irgendwelche 08 / 15-Ärzte hört, die dem aktuellen Wissensstand ihrer Disziplin 10 bis 20 Jahre hinterherhinken, erfährt man ohnehin, dass die vermeintlich sichere Obergrenze bei 2.000 IE täglich liegt.) Doch mit der Zeit wird diese empfohlene Dosis von 2.000 oder 10.000 IE täglich garantiert ansteigen, und das sollte sie auch. Wenn Sie also zirka 90 Kilo wiegen und meine Variante einer Vitamin-D_3-Therapie ausprobieren wollen, dann fangen Sie am besten mit 10.000 IE täglich an, steigern diese Dosis zur Heilung alter Verletzungen und Krankheiten nach einer gewissen Zeit auf 25.000 IE, aber hören wieder auf, wenn der Schmerz zu groß wird. Versuchen Sie es dann ein paar Wochen lang mit 50.000 IE täglich und reduzieren schließlich auf eine Erhaltungsdosis von 10.000 IE täglich. Achten Sie nur darauf, dass Sie Ihre D_3-Dosis an Ihr Körpergewicht anpassen. Sollten Sie also 180 Kilo wiegen, dann nehmen Sie eine doppelt so hohe Dosis wie ich, bis Sie auf 90 Kilo herunter sind – dann halbieren Sie die Dosis. (Später habe ich herausgefunden, dass nicht alle Menschen in gleicher Weise auf Vitamin D reagieren. Bei manchen Leuten reicht es schon, wenn sie eine Tagesdosis von 10.000 IE einnehmen, um ihren Vitamin-D_3-Spiegel in die Höhe schießen zu lassen; andere bleiben auch bei 30.000 IE täglich auf relativ niedrigen Werten. Empfehlenswert ist also eine Blutuntersuchung vor Beginn des Experiments, gefolgt von weiteren Tests alle paar Monate, bis Sie den gewünschten Vitamin-D_3-Spiegel erreicht haben.) Sie werden sich freuen zu hören, dass sogar ich irgendwann nachgegeben habe und mein Blut auf D_3 untersuchen ließ – was dabei herausgekommen ist, lesen Sie später.

Vor kurzem habe ich auch Dr. Holicks hervorragendes und jetzt kostenloses E-Book gelesen, in dem er ein Interview über Vitamin D_3 gibt. Er sagt darin, dass es für stark übergewichtige Menschen nicht einfach ist, ihren Vitamin-D_3-Spiegel zu erhöhen, weil die Fettzellen das D_3 für sich beanspruchen, wodurch es kein im Organismus zirkulierendes Hormon werden kann. Wenn Sie übergewichtig sind, müssen Sie also eventuell viel mehr D_3 einnehmen als ein schlanker Mensch, um auf denselben D_3-Spiegel zu kommen. Soll heißen: Es weiß niemand so genau, wieviel D_3 man als Übergewichtiger benötigt. Sollten Sie also zur Fettleibigkeit neigen, lassen Sie Ihr Blut unbedingt in angemessenen Abständen untersuchen und stellen Sie sicher, dass sich Ihr Vitamin-D_3-Spiegel irgendwann zwischen 90 und 100 ng / ml einpendelt; ansonsten beruht jeder Selbstversuch auf reiner Spekulation und ist möglicherweise sogar gefährlich. (Anmerkung:

Dr. Hollicks Buch ist derzeit vergriffen, kann aber gratis heruntergeladen werden: **www.naturalnews.com/SpecialReports/Sunlight.pdf)**

Vielleicht sollte ich Ihnen auch etwas über das Leben meiner Mutter erzählen. Sie mochte keinen Fisch, der ja bekanntlich eine gute Quelle für Vitamin D_3 ist. Kein Wunder also, dass sie im fortgeschrittenen Alter viele Krankheiten bekam, von denen man heute weiß, dass sie mit einem niedrigen Vitamin-D_3-Spiegel zu tun haben. Aufgrund einer rheumatoiden Arthritis musste sie beide Kniegelenke gegen Prothesen austauschen lassen. Sie litt häufig an Depressionen und nimmt nach wie vor stark zu. Sie hatte Krampfadern und erlitt zwei Fehlgeburten. (Und sie hatte ein Kind mit ADHS – nämlich mich.) Ich habe sie schon so oft ermahnt, ihren D_3-Spiegel zu erhöhen, aber leider hört sie nur selten auf mich.

Sieht man sich die Kulturgeschichte des Lebertrans an, so entdeckt man, dass dieses Fischöl häufig zur Behandlung von Arthritis und zur Vorbeugung von Geburtskomplikationen eingesetzt wurde. Viele Mütter zwangen ihre Kinder dazu, täglich Lebertran zu schlucken, damit sie gesund blieben. Neben der Heilwirkung dieses Fischöls hatten Ärzte auch schon früh erkannt, dass es gesundheitliche Vorteile hat, in einem sonnigen Klima zu leben. Sie wussten zwar nicht immer, wie ein bestimmter Patient zu behandeln war, aber sie rieten ihm dann wenigstens, in den Süden zu ziehen – und das führte tatsächlich oft zur Genesung. Was ich damit sagen will: Auch wenn die Ärzte der fernen Vergangenheit keine Vorstellung davon hatten, was da auf biochemischer Ebene los war, war ihnen klar, dass Lebertran und das Leben in südlichen Breiten sich positiv auf die Gesundheit auswirken. Heute wissen wir, dass diese Wirkung auf eine Erhöhung des Vitamin-D_3-Spiegels zurückzuführen ist … oder vielleicht doch nicht? Angesichts der seit einiger Zeit in der etablierten Medizin vorherrschenden Hysterie zum Thema Sonne und Hautkrebs könnte man wirklich daran zweifeln. Nach wie vor raten Ärzte dazu, die Sonne zu meiden und Sonnenschutzmittel zu verwenden, obwohl sie wissen müssten, dass die alten Behandlungsmethoden durchaus wirksam sind. Dazu zählt etwa auch ein Kuraufenthalt am Toten Meer. Die Leute glauben zwar, dass das stark salzhaltige Meerwasser für die Besserung ihres Gesundheitszustands verantwortlich ist, doch in Wahrheit ist es natürlich die Sonne, die ihren D_3-Spiegel in die Höhe schießen lässt. So sehr ich auch oft über Ärzte lästere – ich habe größte Hochachtung vor den Doktoren von früher, die ihren Patienten Sonne und Lebertran verschrieben, weil sie ihrer Zeit weit voraus waren. (Als ich gerade an der aktuellen Auflage dieses Buches arbeitete, hörte ich im Radio von einer Studie, der zufolge Menschen, die in weniger sonnigen [also nördlichen] Breiten leben, ein doppelt so hohes Schlaganfallrisiko haben wie Menschen aus sonnigen Regionen.)

Um das klarzustellen: Ich bin ein Weißer, 1,80 Meter groß und 86 Kilo schwer (früher: 90 Kilo; zum Zeitpunkt, als ich die neue Auflage vorbereite: 81 Kilo). Die für mich geeigneten Vitamin-D_3-Dosierungen beliefen sich die meiste Zeit auf 25.000 IE täglich, eine Zeit lang auf 50.000 IE und für kurze Zeit auf 100.000 IE. Bei jeder Dosiserhöhung verspürte ich Gelenkschmerzen an den Stellen, wo sich meine alten Verletzungen befanden, doch die stärksten Schmerzen hatte ich wenige Monate lang bei einer Dosis von 25.000 IE. Als die Schmerzen weniger wurden, steigerte ich die Dosis auf 50.000 IE, woraufhin sie wieder zunahmen. Ich machte trotzdem weiter und beschloss, die Dosis auf 100.000 IE zu erhöhen – wenn die erwähnten Schwangeren das 1966 ausgehalten hatten, dann würde ich es wohl auch heute überstehen (auch wenn die Damen vielleicht das schwächere D_2 konsumiert hatten). Die 100.000 IE führten kaum zu Gelenkschmerzen, doch ich bildete mir ein, Schmerzen in den Nieren zu verspüren, also hörte ich wieder auf, wartete eine Zeit lang ab und kehrte dann wieder bis auf weiteres zu den 25.000 IE täglich (heute: 30.000 IE) zurück. Manchmal war der Schmerz, der mit der Reparatur meiner Gelenke einherging, fast unerträglich, doch heute bin ich froh, dass ich durchgehalten habe. Die ideale Dosis zur Erhaltung meiner Gesundheit dürfte derzeit bei 25.000 bis 30.000 IE liegen. Und die beste Dosis zum Abnehmen waren für mich 60.000 IE täglich. (Drei Monate, nachdem ich diesen Satz geschrieben hatte, beendete ich mein bisher letztes dreimonatiges Experiment mit 60.000 IE täglich und ließ dann mein Blut untersuchen. Mein D_3-Spiegel lag bei 168 ng / ml. Die Experten, die uns ewiges Leben verheißen, halten einen solchen Wert für gefährlich, weil er das Risiko für Vorhofflimmern erhöht – von 5 Prozent bei normalen Menschen über 65 auf 12,5 Prozent bei Menschen, die hochdosiertes D_3 einnehmen und deren Blutwerte höher als 100 sind. Ich reduzierte meine D_3-Einnahme daraufhin für einen Monat auf 5.000 bis 10.000 IE täglich und machte dann noch einen Bluttest; diesmal lag der D_3-Spiegel bei 115 ng / ml, und ich werde bald wieder einen Test machen.)

■ ***Zusatzinformation***: Die drei Monate mit 60.000 IE täglich dürften weitere Reparaturen an meiner linken Schulter und rechten Hüfte bewirkt haben. Andere Gelenke waren anscheinend nicht betroffen, da nur diese beiden während des Versuchszeitraums und bis etwa zwei Monate danach schmerzten. Nach diesen zwei Monaten ohne die 60.000 IE täglich ist der Schmerz verschwunden, die Gelenke verhärten sich wieder, und ich werde bald wieder etwas Schweres heben können.

Eine Begleiterscheinung, die mir vor allem in der Zeit mit 50.000 IE und mehr täglich aufgefallen ist: Ich konnte schlafen wie ein Murmeltier, bis zu 14 Stunden lang. Das Gefühl war ähnlich wie nach einem sehr langen Aufenthalt in der Sonne, wenn man total erschöpft ist. Viele Leute, die zeit ihres Lebens Sonnenschutzmittel verwendet haben, wissen wahrscheinlich gar nicht, wie das ist. Ältere Menschen, die als Kinder ihre Ferien im Süden verbrachten und dort völlig ungeschützt bis zu acht Stunden lang am Strand und in der Sonne spielten, werden es jedoch gut verstehen. Rechnen Sie also mit langen Schlafperioden, wenn Sie hohe D_3-Dosen einnehmen!

Später entdeckte ich, dass die abendliche Einnahme hoher Melatonindosen dem erhöhten Schlafbedürfnis ziemlich genau entgegen wirkt. Auf den ersten Blick schien mir das ein wenig seltsam, da ich schon früher einmal mit hochdosiertem Melatonin experimentiert hatte und dieses Hormon allein ebenfalls dazu führte, dass ich 14 Stunden Schlaf brauchte. Aber Melatonin wird im Körper nachts produziert und bei einem Aufenthalt in der Sonne zerstört. Bei Tieren, die kurz davor stehen, ihren Winterschlaf anzutreten, erhöht sich der Melatoninwert übrigens sehr stark – man könnte es also als Winterschlaf-Gesundheitshormon bezeichnen. Wenn man Melatonin und D_3 gemeinsam einnimmt, könnte das den heilenden Kräften von ausschließlich konsumiertem Vitamin D_3 entgegenwirken. Das ist zwar nur eine Mutmaßung, scheint mir aber logisch. Trotzdem: Sowohl D_3 als auch Melatonin haben sehr positive gesundheitliche Auswirkungen. Wenn Sie also mit D_3 einen Heilungseffekt erzielt haben, könnten Sie zusätzlich Melatonin einnehmen, sofern Sie Ihr gesundheitliches Wohlbefinden maximieren wollen. Die dazu am besten geeignete Melatonindosis für Frauen dürfte 75 mg betragen – eine Dosis, die in Europa zur Verhütung eingesetzt wird. Männer können diese Dosis je nach Gewicht erhöhen. Wenn ich Melatonin nehme, dann 120 mg; aber das wäre schon wieder Stoff für ein anderes Buch. Bei mir hat es ganze vier Monate gedauert, in denen ich bis zu 14 Stunden täglich schlief, bis ich mich an das hochdosierte Melatonin gewöhnt hatte und wieder zu 7 Stunden Schlaf pro Nacht zurückkehren konnte.

Interessanterweise steigt der Melatoninwert in Phasen der Kalorienrestriktion stark an; es dürfte sich bei Melatonin um jenes Hormon handeln, das während einer solchen Diät die weibliche Fortpflanzungsfähigkeit reduziert. Eine Kalorienrestriktion ist gesund, weil sie den Alterungsprozess so weit wie möglich stoppt. Man hat gezeigt, dass sich dadurch beispielsweise die Lebenserwartung von Mäusen um 20 bis 40 Prozent erhöht. Ein weiteres Hormon, dessen Werte sich während einer Kalorienrestriktion erhöhen, ist DHEA (Dehydroepiandrosteron), das ich jetzt schon seit geraumer Zeit nehme und nur empfehlen kann. Aber darüber informieren Sie sich am besten selbst, zum Beispiel bei LEF. Geben Sie dort einfach „DHEA“ in die Suchmaske ein, dann erfahren Sie alles Wissenswerte darüber. (Um es noch einmal zu erwähnen: Ich bin nur ein Kunde von LEF und stehe in keiner wie auch immer gearteten geschäftlichen oder sonstigen Beziehung zu diesem Unternehmen, dessen Website, Vitaminpräparate und Bluttests ich aber sehr bewundere. Es gibt sicher andere Firmen, die genauso gut sind, aber ich habe keine Zeit, nach ihnen zu suchen …)

Eine interessante Anmerkung

Ich erhalte immer wieder Mails von anderen Menschen, die derzeit ebenfalls höhere Dosen Vitamin D_3 einnehmen. Zwei Personen haben mir von einer tollen Nebenwirkung berichtet: sie haben jetzt sehr lebhafte, detaillierte und lange Träume. Das Beste an diesen Träumen ist, dass sie darin alten, verloren geglaubten Freunden oder verstorbenen Lieblingshaustieren usw. wiederbegegnen. Im Traum sehen diese Menschen oder Tiere genauso aus wie zu dem Zeitpunkt, als sie sie zum letzten Mal gesehen haben – auch wenn das 20 oder 30 Jahre her ist. Und fast alle diese Träume sind angenehm. Was sagt man dazu?! Genau dasselbe erlebe auch ich seit einem Jahr: angenehme Träume, in denen ich alte Freunde oder frühere Haustiere wiedertreffe. Ich habe sogar von der Katze aus meinen Kindheitstagen geträumt, an deren Aussehen ich mich bewusst gar nicht mehr erinnern kann, weil es mehr als 30 Jahre her ist, dass ich sie zuletzt gesehen habe. Im Traum jedoch war mir, als hätte ich sie erst gestern gesehen – so vertraut kam sie mir vor. Schreiben Sie mir bitte, ob auch Sie solche Erfahrungen gemacht haben. Ich frage mich wirklich, welchen evolutionären Zweck solche Träume erfüllen, vor allem, da sie sich von Individuum zu Individuum so sehr gleichen?

Aber weiter im Text …

Wie man seinen Vitamin-D_3-Spiegel selbst testet

Wenn Sie sorgfältiger vorgehen wollen, als ich es getan habe, bestellen Sie sich am besten Vitamin-D_3-Testsets, mit denen Sie zu Hause selbst Ihre Blutuntersuchung starten können. Dazu brauchen Sie sich nur in die Fingerkuppe zu stechen, einen Tropfen Blut abzunehmen und den in ein Labor zu schicken – oder Sie nutzen das bereits erwähnte Bluttest-Angebot von LEF. Der Vitamin-D_3-Spiegel der meisten Menschen liegt zwischen 20 und 30 ng / ml, der Optimalwert beträgt laut Schulmedizin zwischen 70 und 90 ng / ml. Eine Vitamin-D_3-Toxizität soll angeblich erst bei etwa 150 ng / ml und darüber eintreten. Wenn es Sie also sehr nervös macht, mit Ihrem Vitamin-D_3-Spiegel herumzuexperimentieren, dann verlassen Sie sich anfangs doch auf solche Selbsttests. Ich selbst vertraue seit jeher meinem eigenen Empfinden, wenn ich irgendwelche Substanzen einnehme; sobald ich etwas Unerwartetes spüre, reduziere ich die Dosis. Ich habe jedoch vor, bald eine Blutuntersuchung zu machen – über das Ergebnis informiere ich Sie in einer der kommenden Auflagen dieses Buches.

■ ***Später hinzugefügte Anmerkung***: Es ist auf jeden Fall sinnvoll, Ihren D_3-Spiegel in jedem Stadium ihrer Selbsttherapie zu testen – und darauf zu achten, dass er zwischen 80 und 100 liegt.

GUTE NACHRICHT! ICH HABE SOEBEN DIE ERGEBNISSE MEINER BLUTUNTERSUCHUNG ERHALTEN – UND …

Vor kurzem habe ich den Befund über den Vitamin-D_3-Spiegel in meinem Blut zugesandt bekommen. Er liegt bei 120 ng / ml – demselben Wert, wie ihn Rettungsschwimmer in Florida haben, die kein Sonnenschutzmittel verwenden. Das Testergebnis stammt aus der Zeit nach meinem einjährigen Selbstversuch und der Festlegung meiner Erhaltungsdosis von 30.000 IE, die ich nun seit einigen Monaten täglich einnehme. Aus dem Test geht auch hervor, dass ich meine Nieren nicht geschädigt habe, da mein Cystatin-C-Wert im Normalbereich lag. (Erst zu einem späteren Zeitpunkt erhöhte er sich und ging bis 168.)

Warum Sonnenlicht allein nicht genügt

Wie lange und intensiv würde man sich dem Sonnenlicht aussetzen müssen, um das Äquivalent von hochdosiertem Vitamin D_3 zu erhalten? Die Antwort auf diese Frage sollte Ihnen Mut machen, es auch selbst mit einer höheren Dosis zu versuchen.

Hat die Evolution wirklich vorgesehen, dass wir mit zehn Minuten Sonnenschein am Tag auskommen? Dürfen wir uns davon optimale Gesundheit erwarten? Sie haben recht – das wäre lächerlich. Entwicklungsgeschichtlich ist es noch gar nicht lange her, dass der Mensch in Äquatornähe lebte und dort viel Sonne abbekam. Und wahrscheinlich waren unsere Vorfahren auch noch fast nackt! Wenn Sonneneinstrahlung tatsächlich ein gesundheitsförderndes Hormon in unserem Körper erzeugt, dann hätte die Evolution doch sicher vorgesehen, dass man mindestens eine Stunde Sonnenlicht täglich abbekommt, vor allem in äquatorialen Regionen. Wenn man aber vom Äquator weg und Richtung Norden zieht, dann müsste sich die Evolution einiges an Anpassungen einfallen lassen, um den dadurch entstehenden Mangel an Sonnenlicht zu kompensieren – vielleicht T_3? Wahrscheinlich ist diese Kompensation noch nicht abgeschlossen, und viele Menschen werden bis heute wegen zu wenig Sonne krank.

Wie man die richtige Dosis festlegt

Würden wir alle unseren Vitamin-D_3-Mangel ignorieren, keine Vitaminpräparate einnehmen und die Evolution ihren Lauf nehmen lassen, dann hätten sich in 10.000 Jahren vielleicht alle Probleme von selbst gelöst und zukünftige Generationen, die in nördlichen Breiten leben, würden ganz ohne Nahrungsergänzungen auskommen. Ich ziehe es aber vor, den Evolutionsprozess für mich selbst kurzzuschließen und so zu tun, als wohnte ich irgendwo am Äquator, indem ich täglich 25.000 bis 30.000 IE D_3 zu mir nehme – das ist ungefähr soviel, wie ein halbstündiger Aufenthalt in der Äquatorsonne bringen würde. Klingt doch gar nicht so schlimm und verrückt, oder?

Im Lauf der Zeit werde ich diese Dosis vielleicht erhöhen, wenn ich das Gefühl und das Wissen darüber habe, dass sie ungefährlich ist; eventuell reduziere ich sie aber auch, je nach Wirkung. Momentan kenne ich meine Optimaldosis nicht und vermute, dass sie für jeden Menschen anders ist, abhängig von Hautfarbe, Körpergröße, Gewicht und Gesundheitszustand. Die beste Methode, Ihre Dosis festzulegen, sind regelmäßige Bluttests und der Vorsatz, einen bestimmten Wert zu erreichen. 120 ng/ml scheinen mir ideal zu sein.

■ ***Später hinzugefügte Notiz***: Gerüchten zufolge soll ein (innovativer) Forscher dazu geraten haben, den D_3-Spiegel im Blut bei 100 ng/ml oder darunter zu halten, um der Gefahr von Herzrhythmusstörungen (bei denen es zu Herzrasen oder einem kurzzeitigen Aussetzen des Herzschlags kommt) vorzubeugen. Die Wahrscheinlichkeit, dass ein Erwachsener über

65 während seines verbleibenden Lebens an Herzrhythmusstörungen erkrankt, beträgt etwa 5 Prozent; laut der Studie des erwähnten Forschers kann sie bei Personen, deren Vitamin-D_3-Spiegel höher als 100 ng/mg liegt, auf 12 Prozent ansteigen. Ich fürchte mich trotzdem nicht (berühmte letzte Worte?). Ein Bekannter von mir, der ein großes Labor für Blutuntersuchungen leitet, hat sich alle verfügbaren Daten genau angesehen und konnte keinen Zusammenhang mit Herzrhythmusstörungen erkennen. Ich will nur, dass Sie alle Fakten kennen …

■ Nachdem ich den vorangegangenen Absatz geschrieben hatte, las ich in einem Bericht im LEF-Magazin Folgendes: Menschen, die täglich Fischölpräparate einnehmen, verringern das Risiko von Herzrhythmusstörungen um 90 Prozent. ***Wenn Sie sich also dazu entschließen, hochdosiertes D_3 anzuwenden und dazu Ihre tägliche Vitamin-K_2-Dosis beträchtlich zu erhöhen, sollten Sie zusätzlich auch Fischöl-Nahrungsergänzungen einnehmen.*** Ich nehme acht Mega-EPA/DHA-Softgel-Kapseln täglich – EPA und DHA sind Omega-3-Fettsäuren –, die ich von www.lef.org beziehe. 120 Stück kosten 8 Dollar.

■ Die Tatsache, dass es bei Menschen mit einem D_3-Spiegel über 100 bis 120 ng/ml häufiger zu Vorhofflimmern kommen soll, weckte meine Besorgnis, also ging ich dem nach. Ich entdeckte, dass es sich bei Warfarin um einen Wirkstoff handelt, der die Blutgerinnung hemmt (und der übrigens auch als Rattengift erfolgreich zum Einsatz gelangt). Warfarin beugt der Bildung von Blutgerinnseln vor, indem es die gerinnungsfördernde Wirkung von Vitamin K_1 blockiert – und gleichzeitig auch die von K_2, das meines Wissens nach Vorhofflimmern verhindert. Wie sich herausgestellt hat, kommt bei Menschen, die mit Warfarin behandelt werden, häufiger ein Vorhofflimmern vor, weil bei ihnen die K_2-Wirkung blockiert ist. Das ist darum so bemerkenswert, weil Warfarin ein Wirkstoff ist, der die Auswirkungen eines dem Vorhofflimmern sehr ähnlichen Schlaganfalls verhindern soll, in dem es die Blutgerinnung durch Vitamin K1 hemmt.

Für mich deutet das alles darauf hin, dass sowohl Warfarin als auch ein hoher D_3-Spiegel ein Vorhofflimmern auslösen können, indem sie den Vitamin-K_2-Spiegel senken. Bei einem Selbstversuch sollten sie also unbedingt auch darauf achten, Vitamin K_2 einzunehmen!

Vitamin-D_3-Mangel und Krebs

Es ist interessant, dass im Zusammenhang mit den verschiedensten Krebsarten ein Vitamin-D_3-Mangel festgestellt wurde.

Ich finde das keineswegs erstaunlich, weil ich schon oft gelesen habe, dass es sich bei Krebs nicht per se um eine krankhafte Mutation handelt, sondern dass im Körper jedes Menschen stets und ständig eine Menge Zellen zu Krebszellen werden. Normalerweise werden diese krankhaften Zellen jedoch durch das Immunsystem zerstört. Daraus kann man schließen, dass Krebs einfach nur eine Erkrankung des Immunsystems ist; es ist dann so beschädigt, dass es eine Krebszelle nicht mehr als solche erkennt und glaubt, diese Zelle gehöre zum Körper. Vielleicht liegt das daran, dass der Körper bei einem niedrigen Vitamin-D_3-Spiegel im Hungersnot-Modus ist und daher keine Zellen abtöten will, die er vielleicht nicht mehr ersetzen kann. In Anbetracht der Tatsache, dass Vitamin D_3 das Immunsystem extrem auf Touren bringt, liegt die Annahme durchaus nahe, dass viele – wenn nicht alle – Krebsarten durch einen niedrigen Vitamin-D_3-Spiegel ausgelöst werden.

Autophagie

Um obiger These Nachdruck zu verleihen: Ich bin auf einen Artikel gestoßen, in dem die Rede davon ist, dass Vitamin D_3 den Autophagie-Prozess fördert – also im Wesentlichen den Vorgang, bei dem sich der Körper „selbst verzehrt". Das könnte die Erklärung dafür liefern, warum Vitamin D_3 eine derart vorbeugende Wirkung gegen Krebs hat: Es steigert die Fähigkeit des Körpers, defekte Zellen und Gewebe zu zerstören, und hilft beim Neuaufbau.

Neue Erkenntnisse zur Theorie vom „Menschlichen-Winterschlaf-Syndrom"

Der evolutionäre Zweck von Diabetes, dem metabolischen Syndrom und den damit zusammenhängenden Symptomen – wie erhöhter Blutzuckerspiegel, Insulinresistenz, Bluthochdruck und zu hohen Cholesterinwerten:

Diabetes

Als ich die Rohfassung des vorliegenden Buches fertiggestellt hatte, wurde ich das Gefühl nicht los, etwas Wichtiges ausgelassen zu haben: Wie passen Diabetes und das metabolische Syndrom wirklich in das Gesamtbild – und in meine Theorie? Schließlich treten Fettleibigkeit, Typ-2-Diabetes und das metabolische Syndrom auffallend häufig gemeinsam auf. Wenn Fettleibigkeit die evolutionär bedingte Vorbereitung auf eine winterliche Hungersnot ist, auf welche zukünftige Bedrohung sollen uns dann Diabetes und das metabolische Syndrom vorbereiten?

Natürlich darf man auch Typ-1-Diabetes nicht vergessen, der üblicherweise bei Kindern vorkommt, deren Immunsystem die insulinproduzierenden Zellen in der Bauchspeicheldrüse zerstört. Laut einem Artikel im *Scientific American* (Feb. 2012) ist weltweit ein drastischer Anstieg von Typ-1-Diabetes zu verzeichnen; die Kurve weist ebenso steil nach oben wie bei Adipositas und anderen modernen Epidemien. Der Grund für diesen Anstieg ist der Wissenschaft ein Rätsel, manche Forscher vermuten, dass ein Virus oder eine Infektion dafür verantwortlich sein könnte. (Wahrscheinlich ist es aber der Mangel an Sonne …) Das Merkmal beider Diabetes-Typen ist dasselbe: ein erhöhter Blutzuckerspiegel.

Ich begann mir also Gedanken über den Blutzucker zu machen. Vor welchem Ereignis könnte ein erhöhter Blutzuckerspiegel wohl schützen? Dann kam mir der Geistesblitz: Ich erinnerte mich an einige Experimente, bei denen man einen Beagle in einen scheintoten Zustand ohne messbare Vitalfunktionen versetzt hatte und dann versuchte, ihn wiederzubeleben. Dazu wurde die Körpertemperatur des armen Tiers so weit reduziert, dass es praktisch einfror. Um Gefrierschäden am Gewebe zu verhindern, reicherte man das Blut des Beagles mit einer großen Menge Glycerin an. Dadurch wurde der Gefrierpunkt des Blutes so weit gesenkt, dass die Versuchsleiter die Körpertemperatur des Tiers drastisch reduzieren konnten, ohne dass es zu Schäden durch Eiskristallbildung in den Blutgefäßen kam. Dieselbe Methode wird bei Menschen angewandt, die sich nach ihrem Tod einfrieren lassen, weil sie hoffen, dass der technische Fortschritt es irgendwann in der Zukunft möglich machen wird, sie wiederzubeleben (na, viel Glück!).

Aha! Möglicherweise schützt ein hoher Blutzuckerspiegel den Körper während des Winterschlafs ja vor Gewebeschäden durch niedrige Temperaturen! Durch eine Erhöhung des Blutzuckerspiegels sinkt – wie wir gesehen haben – der Gefrierpunkt des Blutes, wodurch sich auch die Gefahr der Eiskristallbildung vermindert.

Mit diesem Gedanken im Hinterkopf informierte ich mich über die physiologischen Vorgänge bei Tieren im Winterschlaf. Und siehe da – Frösche, Amphibien und Insekten reichern ihre Körper mit Glucose und anderen zuckerbasierten Frostschutzverbindungen an! Auf diese Art können sie die kalte Jahreszeit eingefroren überstehen und beim ersten Tauwetter wieder zum Leben erwachen. Nun fiel mir auch wieder ein, dass das Frostschutzmittel für Autos (Ethylenglycol) für Katzen und Hunde gefährlich ist, weil sie die Flüssigkeit trotz ihrer Toxizität wegen ihres süßen Geschmacks gern trinken. In Fernsehkrimis und „wahren Kriminalgeschichten" sieht man auch immer wieder, wie mörderische Ehepartner und Krankenschwestern ihre Opfer mit Frostschutzmittel in der Limonade vergiften …

Ich befasste mich also wieder einmal mit dem Winterschlaf haltenden Bären. Die Tatsache, dass sein Blutzuckerspiegel im Winter nicht besonders erhöht ist, schien meiner Theorie zu widersprechen. Doch dann stieß ich auf eine interessante Studie, in der nachgewiesen wurde, dass ein Winterschlaf haltender Bär auch bei nur geringer Nahrungsaufnahme einen starken Anstieg des Blutzuckerwerts aufweist, der dann zudem etwa viermal so lang erhöht bleibt wie bei einem normalen Bären. Anscheinend war ich auf der richtigen Spur.

Doch das Tolle daran kommt erst noch: Ich machte mir Gedanken darüber, welche Teile des Körpers am meisten vom Diabetes geschädigt werden. Da sind zum einen die Füße (oft sind Amputationen nötig), dann die Augen (die Krankheit führt in vielen Fällen zur Erblindung) und schließlich die Nieren (häufig kommt es zu Nierenversagen). Da fragte ich mich, ob diese Organe und Gewebe bei eisigen Temperaturen auch zuerst geschädigt werden. Bei den Füßen ist es klar – dort kommt es als erstes zu Erfrierungen. Die Augen sind mit Kammerwasser gefüllt, das nur sehr langsam vom Körper ersetzt wird; somit ist klar, dass relativ wenig wärmende Durchblutung zu den Augen gelangt. Auch die Nieren schienen mir gefährdet, da sich dort Urin ansammelt und das wärmende Blut diese Organe daher nicht so gut versorgen kann wie andere. Da drängt sich doch der Gedanke auf, ob die Evolution nicht einen Weg gefunden hat, gerade die Füße, die Augen und die Nieren besonders gut mit Glucose zu versorgen, um sie bei einem schweren Kälteeinbruch vor Gefrierschäden zu bewahren.

Als ich über andere Körperteile nachdachte, die unverhältnismäßig stark von frostigen Temperaturen betroffen sein könnten, kam ich natürlich sofort auf Finger und Ohren. Ich recherchierte also weiter über Diabetes und fand heraus, dass es bei vielen Betroffenen auch zur Amputation der durch die Zuckerkrankheit geschädigten Finger kommt. Bei den Ohren gab es weniger Hinweise, doch ich stieß immerhin auf eine Website für Eltern diabetischer Kinder; dort wurde erwähnt, dass die Ohren der betroffenen Kinder aus unbekannter Ursache oft gerötet sind und anschwellen.

Nun überprüfte ich, welche Teile des Körpers am ehesten Schäden durch Frost erleiden könnten. Natürlich sind das die Füße, Hände, Ohren sowie die Hornhäute der Augen; nur zum Thema Nieren war nicht viel zu finden. Nach intensiverer Suche entdeckte ich jedoch den Fall eines Mannes, der eine schwere Unterkühlung erlitten hatte, als er einige Zeit im eiskalten Wasser eines Teichs herumgeschwommen war, um seinen Hund zu retten. Die Ärzte glaubten schon, der Mann hätte diese Tortur unbeschadet überstanden, doch drei Tage nach dem Vorfall trat bei dem Patienten ein akutes Nierenversagen ein.

Langsam wurde die Sache richtig interessant. Wenn meine Theorie stimmte, müssten die im Polargebiet lebenden Eskimos eigentlich besonders viel Schutz vor der Kälte benötigen und daher besonders anfällig für Typ-2-Diabetes und das metabolische Syndrom sein. Und genau das ist – wie meine Recherchen bestätigt haben – auch der Fall!

Nach ein paar Tagen des Studiums und der Geistesblitze bin ich nunmehr davon überzeugt, dass Typ-2-Diabetes (höchstwahrscheinlich auch Typ 1) und das metabolische Syndrom sich entwickelt haben, weil die Evolution eine Methode suchte, Menschen während des Winters vor Frostschäden an den gefährdetsten Organen und Geweben zu schützen. Diese Methode mag zwar zeitweilig wirklich Schutz bieten, auf lange Sicht jedoch wird der überschüssige Zucker in den frostgefährdeten Geweben abgelagert. Dieser schädigt sie schließlich durch diverse Vernetzungsreaktionen.

(Was den erhöhten Cholesterinwert angeht, so verweise ich auf die Forschungsergebnisse, denen zufolge Bären während des Winterschlafs doppelt soviel Cholesterin und Triglyceride im Blut aufweisen wie Bären, die keinen Winterschlaf halten. Das liegt daran, dass sie von dem in ihrem Körper gespeicherten Fett leben statt von Kohlenhydraten und Proteinen. Friert möglicherweise auch Blut mit einem hohen Cholesterinanteil langsamer ein?)

Bringt uns diese Erkenntnis einer erfolgversprechenderen Therapie von Typ-2-Diabetes und dem metabolischen Syndrom näher? Vielleicht. Möglicherweise kann man den Körper, indem man sauniert oder heiße Bäder nimmt, davon überzeugen, dass eine Kältephase nicht mehr unmittelbar bevorsteht und er den Blutzuckerspiegel senken kann. Am sichersten ist es aber immer noch, den Körper von seinem Winterschlafprogramm abzubringen, indem man Übergewicht loswird und sodann Vitamin-D_3-Präparate einnimmt beziehungsweise in der Sonne badet oder ins Solarium geht. Auch durch tägliche körperliche Betätigung könnte der Körper den Winterschlaf für beendet halten. Aber das ist nichts Neues – die Ärzteschaft empfiehlt schon seit langem Gewichtsabnahme und Bewegung als Mittel gegen Typ-2-Diabetes und metabolisches Syndrom. Vitamin D_3 dämpft den Appetit, also wird das Abnehmen dadurch einfacher. Vor kurzem habe ich zudem eine Studie entdeckt, die besagt, dass schon ein erhöhter Vitamin-D_3-Spiegel ausreicht, um Typ-2-Diabetes und das metabolische Syndrom bis zu einem gewissen Grad einzudämmen.

Augenblick! Was ist mit erhöhtem Blutdruck – wie passt der in die Theorie? Ich habe nachgelesen, was mit Flüssigkeiten passiert, die einem erhöhten Druck ausgesetzt sind. Leider fand ich nirgends etwas darüber, dass ein höherer Druck zu einem niedrigeren Gefrierpunkt führt. Im Gegenteil: Die Flüssigkeitsmoleküle werden dadurch enger zusammengepresst, sodass es sogar bei HÖHEREN Temperaturen zum Gefrieren kommt. Ich stand kurz davor, meine Theorie noch einmal zu überdenken, als ich eine kleine Einschränkung bemerkte: „Nur Wasser bildet hier eine Ausnahme. Da Wasser ein größeres Volumen hat, wenn es zu Eis wird, bewirkt eine Erhöhung des Drucks zwar nicht seine Ausdehnung, aber einen NIEDRIGEREN Gefrierpunkt." So lässt sich also auch der Bluthochdruck erklären, unter dem heute viele Menschen leiden, weil unsere Vorfahren dieses Symptom als Schutz vor dem Erfrieren evolutionär entwickelt haben.

Das wär's, damit wäre die Beweisführung wohl abgeschlossen – jedenfalls für mich.

NEUE INFORMATIONEN, AUF DIE ICH NACH DER ERSTEN FASSUNG DIESES BUCHES GESTOSSEN BIN

Kann man den Testosteronspiegel mittels Vitamin D_3 erhöhen? Vor einiger Zeit sah ich eine Anzeige für Dr. John Cannells neues Buch mit dem Titel **„Athlete's Edge: Faster, Quicker, Stronger with Vitamin D"**. Der Verfasser warb mit den folgenden Worten: „Dieses Buch beschreitet neue Wege. Nach umfangreicher Recherche und der Übersetzung vieler wissenschaftlicher Berichte ins Englische enthüllt Dr. John Cannell ein lange gehütetes Geheimnis, das einst nur osteuropäische Sportmediziner kannten. In den 1960er und 70er Jahren war es im ehemaligen Ostblock unter dem Namen ‚Höhensonnentherapie' bekannt – und verlieh den damaligen Athleten, vor allem den Hallen- und Wintersportlern, einen eindeutigen Wettbewerbsvorteil gegenüber ihren Konkurrenten. Die westliche Medizin hat erst vor relativ kurzer Zeit erkannt, dass Vitamin D – das Sonnenlicht-Vitamin – Muskeltonus und -stärke, Gleichgewichtssinn, Reaktionsgeschwindigkeit und körperliche Ausdauer verbessert sowie das Immunsystem und den allgemeinen Gesundheitszustand stärkt. Mit dieser Methode lässt sich die Leistungsfähigkeit eines stehenden Heers im Einsatz ebenso verbessern wie die von olympischen und Amateur-Sportlern sowie Senioren, die Stürze vermeiden und dem altersbedingten Verlust von Muskelmasse und -tonus entgegenwirken wollen. Cannells bahnbrechendes Werk ist eine willkommene Ergänzung unseres aktuellen Wissensstands über Ernährung und Gesundheit. Lesen Sie es von der ersten bis zur letzten Seite!"

In einem Inserat für Dr. Cannells Vitamin-D_3-Rezeptur heißt es: „Die Liste der nachgewiesenen gesundheitlichen Vorteile durch Vitamin D wächst so schnell, dass die Wissenschaft kaum noch Schritt halten kann. Seit kurzem steht fest, dass Vitamin D auch die Testosteronproduktion unterstützt. Eine wegweisende Studie zeigte, dass tägliche Vitamin-D-Gaben von 3.332 IE über ein Jahr hinweg den Testosteronspiegel bei Männern mit Vitamin-D-Mangel erhöhen."

Sollte Vitamin D_3 tatsächlich den Testosteronspiegel erhöhen, dann wird mir auch klar, woher die „Steroid-Wut" rührte, die ich nach meiner Vitamin-D_3-Dosissteigerung auf 20.000 IE täglich empfand. Und es wäre auch eine Erklärung dafür, warum manche Leser meines Buches in ihren Rezensionen auf Amazon.com berichteten, dass höhere Vitamin-D_3-Dosierungen wie ein Aphrodisiakum à la Viagra auf sie wirkten …

Das erinnert auch wieder an den Bericht des 26-jährigen Mannes, der zeit seines Lebens an schwerer Hypoglykämie und schwerem Hypogonadismus (Testosteronmangel) litt und nach nur einmonatiger, extrem hochdosierter Vitamin-D_3-Therapie einen drastischen Anstieg seines Testosteronspiegels feststellte. Seine E-Mail finden Sie im Schlussteil dieses Buches.

Die Unterschiede zwischen Vitamin K_1 und Vitamin K_2

Der zweite interessante neue Aspekt zum Thema Vitamin D_3, den ich in letzter Zeit erkundet habe, betrifft die Unterschiede zwischen Vitamin K_1 und Vitamin K_2. Ein Artikel auf **www.lef.org** unter dem Titel „Avoiding the Catastrophic Event“ [„Wie man das katastrophale Ereignis abwendet“] fasst die dazu bekannten Fakten sehr gut zusammen. In dem Artikel geht es um die Frage, wie Jack Lalane – der alles richtig machte – mit 95 Jahren an einer Aortenklappenstenose sterben konnte, obwohl alle damit rechneten, dass er 300 Jahre alt werden würde. Wie sich herausstellte, hatte Jack nicht über Vitamin K_2 Bescheid gewusst; sonst wäre auch sein 95. Geburtstag nur eine unbedeutende Station auf der Autobahn zur Unsterblichkeit gewesen.

Vitamin K_1 ist für unsere Blutgerinnung wichtig. Man nimmt es über grünes Blattgemüse auf, und es verwandelt sich zu einem sehr kleinen Teil – und gar nicht so mühelos – in Vitamin K_2. (Eigentlich sind die Unterschiede zwischen Vitamin K_1 und K_2 so groß, dass man sich schon überlegt hat, sie anders zu benennen, um Missverständnisse zu vermeiden.)

Vitamin K_2 ist in Käse, Eidotter, Butter, Hühnerfleisch, Salami, Rinderhackfleisch und Natto (einem angeblich recht ekelhaften, fermentierten Lebensmittel aus Japan) enthalten. Es ist ungesund, von diesen Dingen zuviel zu konsumieren, also sollte man sich das benötigte K_2 lieber aus Nahrungsergänzungen holen.

Auf den vorangegangenen Seiten habe ich meinen Lesern empfohlen, zu einer Kur mit hochdosiertem Vitamin D_3 unbedingt auch hohe Dosen Vitamin K einzunehmen. Ich hatte diesen Rat aus einer wissenschaftlichen

Fachzeitschrift, in der erläutert wurde, dass die Symptome bei Vitamin-D_3-Toxizität und Vitamin-K-Mangel dieselben sind. Leider unterschied der Verfasser in der Zusammenfassung seines Artikels aber nicht zwischen Vitamin K_1 und Vitamin K_2. Erst später habe ich herausgefunden, dass es Vitamin K_2 ist, das man zusätzlich zu hochdosiertem D_3 einnehmen sollte. Warum? Weil hochdosiertes D_3 offenbar sofort darangeht, die Knochen und Gelenke zu reparieren. Dazu braucht es aber die Hilfe eines Proteins namens Matrix-Gla (im Folgenden kurz MGP genannt), das den Calziumgehalt im Blut reguliert. MGP hemmt oder fördert die Kalzifizierung, je nach seinem Karboxylierungszustand. Bei zu geringer Karboxylierung führt MGP zu einer Verkalkung der Blutgefäße. Das dazu benötigte Calzium entzieht es den Knochen, die dann zu wenig Calzium enthalten und nicht mehr vollständig repariert werden können. Ist MGP aber ausreichend karboxyliert, hemmt es in den Blutgefäßen die Verkalkung, und entzieht ihnen Calzium, das dann für die Reparatur der Knochen verwendet wird. K_2 ist also etwas wirklich Wunderbares, das Ihr Körper unbedingt in ausreichender Menge haben sollte. Wenn Sie genau wissen wollen, wie es funktioniert und wie wichtig es ist, lesen Sie den erwähnten Artikel auf **www.lef.org**.

Wie sorgt man nun dafür, dass das MGP im Körper karboxyliert ist? Ganz einfach – man braucht nur Vitamin K_2 dazu, das ist alles. Wer nicht genug K_2 hat, verkalkt und stirbt. Vitamin D_3 konsumiert bei der Reparatur der Knochen und Gelenke derart viel MGP, dass dadurch ein Vitamin-K_2-Mangel mit allen damit einhergehenden Gefahren hervorgerufen werden kann. Um also die erstaunlichen Resultate einer Behandlung mit hochdosiertem D_3 zu erzielen, ohne dabei die verheerenden Folgen der D_3-Toxizität erleben zu müssen, brauchen Sie offenbar nur genügend zusätzliches Vitamin K_2 einzunehmen. Genau das habe ich getan – und bin immer noch am Leben. Pro 10.000 IE D_3 schluckte ich ein „Super K"-Vitamin von **www.lef.org**, das 1.000 µg K_1 sowie 1.000 µg K_2 der MK-4-Variante und 100 µg K_2 der MK-7-Variante enthält. (MK-4 wird aus Tierprodukten hergestellt und hat eine etwas kürzere Wirkungsdauer, während MK-7 aus Bakterien produziert wird und länger sowie stärker wirkt. Natto enthält beispielsweise MK-7.)

Adipositas

Suchen Sie doch mit Google einfach so zum Spaß einmal nach einer Landkarte der USA, auf der die Adopositas-Prozentzahlen nach Bundesstaaten ausgewiesen sind. Sie werden feststellen, dass die Menschen im Durchschnitt fettleibiger sind, je weiter nördlich sie wohnen. Es gibt da natürlich bemerkenswerte Ausnahmen, wie etwa im „Tiefen Süden" der Südstaaten. Suchen Sie dann eine Karte, die anzeigt, wieviel Prozent der Bevölkerung der einzelnen US-Bundesstaaten Afroamerikaner sind. Plötzlich wird ersichtlich, dass die seltsamen Resultate, die eine hohe Adipositasrate in den sonnigen Südstaaten anzeigen, mit einem hohen Prozentsatz an Afroamerikanern korrelieren.

Warum das so ist? Weil die Haut der Afroamerikaner zwischen 6- und 30mal (da sind sich die Forscher nicht ganz einig) soviel Sonne benötigt wie weiße Haut, um die gleiche Menge Vitamin D_3 zu produzieren.

Qualitätsunterschiede bei Vitamin K_2?

ACHTUNG! ACHTUNG! In letzter Zeit habe ich aus den Rezensionen und Kommentaren zu diesem Buch auf Amazon.com erfahren, dass manche (sehr wenige) Menschen durch die Einnahme von Vitamin K_2 Herzrasen bekommen haben. Der Verfasser eines Kommentars merkte aber an, dass er im Internet gelesen habe, der Wechsel zu einer anderen

K_2-Marke würde das Herzrasen wieder beseitigen. Er berichtete, dass seine Symptome nach dem Wechsel von Jarrow- zu LEF-K_2 wieder verschwanden. Ich schätze, dass das auf Probleme bei der Herstellung der Präparate zurückzuführen ist, die manche Anbieter noch nicht in den Griff bekommen haben. Ich würde daher dazu raten, fürs Erste bei den K_2-Produkten von LEF zu bleiben. Hier das wörtliche Zitat:

> „Ich litt unter grauenhaften Symptomen. Mein Herz machte, was es wollte, und ich hörte dauernd meinen Herzschlag im Ohr, was ziemlich beunruhigend war. Mein Arzt war sehr besorgt und empfahl mir, mit dem Joggen aufzuhören und einen Gefäßspezialisten aufzusuchen. Der fand aber auch nichts. Anfangs kam ich nicht auf die Idee, dass meine Vitamin-K-Einnahme etwas mit den Problemen zu tun haben könnte. Erst nachdem ich eine Mitteilung auf dieser Website gepostet hatte, meldete sich eine Frau, die mir erzählte, dass sie an Herzrhythmusstörungen gelitten habe, die eine Woche nach dem Absetzen von Vitamin K wieder verschwunden seien.
>
> Ich habe mich für die Einnahme von Vitamin K entschieden, weil ich gelesen hatte, dass Natto sowohl die Knochen als auch das kardiovaskuläre System stärkt. Ich nahm also das Vitamin K_2 in Form des aus Natto gewonnenen MK-7 von *Jarrow Formulas*. Ich schluckte eine Tablette (90 µg) täglich, litt aber bald darauf an schweren Rhythmusstörungen und pulsierendem Tinnitus. Also hörte ich mit der Vitamin-K-Einnahme auf, und binnen einer Woche waren die Symptome verschwunden. Die einzige MK-4-Variante von Vitamin K_2, die ich finden konnte, war das ‚Super K' mit erweitertem K_2-Komplex von Life Extension. Eine Gelkapsel dieses Präparats enthält 1.000 µg K_1 sowie 1.000 µg K_2 der MK-4-Variante und 100 µg K_2 der MK-7-Variante. Ich rechnete zwar damit, dass dadurch meine

Symptome wiederkehren würden, erlebte aber eine Überraschung: Obwohl das neue Präparat sogar etwas mehr MK-7 enthält, sind die Rhythmusstörungen nicht mehr aufgetaucht, und auch der Tinnitus ist verschwunden.

Das alles ergibt überhaupt keinen Sinn! Ich bin gespannt, ob jemand hier ähnliche Erfahrungen gemacht hat. Ich lebe in England und musste mir das Vitamin K aus Amerika bestellen. Jetzt werde ich aber dem Rat von LynH folgen und es über Amazon ordern. Ich finde diese Website wunderbar, weil man hier so kompetenten Rat erhält. Die meisten der Leute hier wissen mehr als ein Großteil der Ärzte. Noch einmal vielen Dank an alle!"

■ ***Anmerkung von mir***: Lesen Sie dazu auch den folgenden Artikel über die Symptome des Calziummangels. Offenbar führt die Einnahme von zu viel oder zu starkem K_2 bei einigen wenigen Menschen zu einem starken Abbau von Calzium im Blut und den Weichteilgeweben, wobei das Calzium dann den Knochen zugeführt wird. Dadurch kommt es (aber nur selten) zu Calziummangel-Symptomen, die jedoch einfach wieder rückgängig zu machen sind.

Calziummangel: Symptome bei Frauen

28. März 2011 | von **Lori Newell**

Calzium ist unerlässlich für kräftige Zähne und trägt zu einem regelmäßigen Herzschlag, der Muskelkontraktion, der Erweiterung und Entspannung der Blutgefäße sowie vielen anderen Körperfunktionen bei. Bei Frauen sorgt ausreichende Calziumzufuhr für eine Stärkung der Knochen und verhindert so Osteoporose. Da Calzium in vielen Lebensmitteln enthalten ist, sollte eine ausgewogene Ernährung für den Tagesbedarf von 1.000 bis 1.200 mg ausreichen. Sinkt der Calziumspiegel aber, kann es zu Mangelerscheinungen kommen. Dann sollte man unbedingt einen Arzt aufsuchen, der zu einer Ernährungsumstellung oder gegebenenfalls zu Nahrungsergänzungen raten wird.

Knochenschwund

Ein zu niedriger Calziumspiegel – auch Hypokalzämie genannt – lässt sich laut *Office of Dietary Supplements* [ODS; Büro für Nahrungsergänzungen, ein Institut der US-Gesundheitsbehörde NIH] nur schwer diagnostizieren, da er in der Frühphase häufig keine Symptome zeitigt. Ohne ausreichende Calziumzufuhr können die Knochen jedoch schwach und anfälliger für Brüche werden; wird der Mangel nicht behandelt, kann sich eine Osteoporose entwickeln. In manchen Fällen ist ein Bruch das einzig erkennbare Warnzeichen für schwache Knochen. Da sowohl Calziummangel als auch Knochenschwund und Osteoporose symptomlos verlaufen können, sollten Frauen ab 40 (beim Vorliegen von Risikofaktoren auch schon früher) regelmäßig ihre Knochendichte untersuchen lassen. Zusätzlich sollte man bei Routineuntersuchungen auch Bluttests vornehmen lassen, bei denen der Calziumspiegel ermittelt wird.

Taubheitsgefühle und Muskelkrämpfe

Bleibt ein Calziummangel unbehandelt, kann er irgendwann auch die Signalübertragungsfunktion der Nerven beeinträchtigen. Als Folge davon, so die *Cleveland Clinic*, treten möglicherweise Taubheitsgefühle und ein Kribbeln auf, vor allem in den Fingern und Zehen sowie im Gesicht. Manche Patienten haben in diesen Körperzonen sogar Muskelkrämpfe oder Lähmungserscheinungen; weiterhin können unkontrollierte Bewegungen wie bei der Parkinson-Krankheit vorkommen. Im Lauf der Zeit kommt es eventuell auch zu steifen, schmerzenden Muskeln.

Unregelmässiger Herzschlag

Als Ursachen für Calziummangel kommen Schilddrüsen- und Nierenerkrankungen in Frage, aber auch Darmerkrankungen, die die Aufnahme von Calzium oder Vitamin D stören, sowie Alkoholismus und eine calzium- und Vitamin-D-arme Ernährung. Wie die *American Academy of Family Physicians* [US-Akademie für Familienmedizin] informiert, kann ein niedriger Calziumspiegel bei schweren Mangelerscheinungen Herzklopfen und einen unregelmäßigen Herzschlag hervorrufen, die möglicherweise auch mit Ohnmacht oder Schwindelanfällen einhergehen. Blutdruckmessungen können zu hohe oder zu niedrige Werte anzeigen. Manche Patienten leiden sogar unter Atemnot oder Kurzatmigkeit.

Krampfanfälle und Koma

Auch das Gehirn braucht Calzium, um seine Funktionsfähigkeit zu erhalten. Bei einem Calziummangel kann es zu Verwirrung, Abgeschlagenheit oder Psychosen kommen. In manchen Fällen führt unbehandelte Hypokalzämie sogar zum Tod; dem gehen Krampfanfälle, Zuckungen oder ein Koma voraus. Bei einem derart schweren Krankheitsverlauf sollte der Patient stationär aufgenommen werden, damit ihm das Calzium intravenös verabreicht werden kann.

■ Was lernen wir daraus? Es kommt zwar nur selten vor, dass K_2 einen vorübergehenden Calziummangel im Blut und den Weichteilgeweben verursacht – aber es schadet nichts, die Symptome zu kennen, wenn man das Pech haben sollte, einer dieser seltenen Fälle zu sein.

Arthritisbedingte Schmerzen

Bevor ich es vergesse: Allen Lesern, die an arthritisbedingten Schmerzen leiden, emfehle ich eine Zusatztherapie mit Superoxid-Dismutase (SOD) – einem natürlichen, im Körper vorhandenen Antioxidationsmittel, das erwiesenermaßen die Schmerzen einer Arthritis deutlich lindern kann. Laut einer Kurzmeldung bei LEF konnten einige Patienten, die wegen ihrer Arthritis am Stock gehen mussten, nach zweiwöchiger Einnahme von SODzyme (das es natürlich bei **www.lef.org** gibt) ihre Stöcke wegwerfen und sich normal bewegen. Ich weiß, dass diese Behandlung auch bei einem Freund von mir gewirkt hat, der bereits einen Termin für seine Kniegelenkersatzoperation hatte. Ich empfahl ihm die Einnahme von 400 mg SODzyme und einer kleinen Dosis Vitamin D_3 – und binnen einem Monat kam auch er ohne Gehstock zurecht und hüpfte fröhlich meine Treppe hinauf und hinunter. Sein Chirurg musste den Termin auf unbestimmte Zeit verlegen. Die Therapie hat übrigens auch bei einem meiner Hunde, der an Arthritis litt, bestens gewirkt.

Noch ein Geheimnis gelüftet!

Vor vielen Jahren habe ich einmal gelesen, dass man von Magermilch angeblich Prostatakrebs kriegen kann. Diese Idee leuchtete mir nie ein und ging mir außerdem gegen den Strich, da ich Magermilch immer mochte – und sie auch weiterhin trank, da ich der Studie ohnehin keinen Glauben schenkte. Als ich jedoch Dr. Kate Bleaus Buch über Vitamin K_2 und das Calzium-Paradoxon gelesen hatte, wurde mir klar, dass die Studienergebnisse zwar richtig waren, aber falsch interpretiert wurden. Prostatakrebs wird nicht von Magermilch verursacht, sondern kann durch Milchfett, das in der Magermilch eben fehlt, vermieden werden. Warum?

Weil Milchfett Vitamin K_2 enthält, das vorbeugend gegen Prostatakrebs wirkt.

Dadurch wird ein weiteres Geheimnis gelüftet: Auf diversen Websites, zum Beispiel der von Dr. Mercola (die ich sehr empfehlen kann), steht, dass ein zu hoher Vitamin-D_3-Spiegel Prostatakrebs verursachen kann. Wir wissen jetzt, warum das so ist: Ein sehr hoher D_3-Spiegel ohne zusätzliche K_2-Supplementierung braucht die K_2-Reserven im Körper auf, und genau dieser K_2-Mangel verursacht anscheinend Prostatakrebs. Herrlich – wie ich es liebe, wenn sich all diese seltsamen Puzzleteile plötzlich zusammenfügen!

Langlebigkeit und Vitamin D_3

Soeben hat mir ein Leser aus Schottland einen Artikel zugesandt, der meinen Verstand wieder einmal aufwühlte. In dem Artikel war von einer Studie die Rede, die an Senioren durchgeführt wurde, die 90 oder älter waren. Sie hatte ergeben, dass die langlebigsten der untersuchten Personen einen bedeutend NIEDRIGEREN D_3-Spiegel im Blut hatten als andere Menschen! Die Forscher hatten bei der „Leiden-Langlebigkeitsstudie" 380 Familien ausgesucht, die mindestens einen Angehörigen über 90 hatten. Zu ihrer Überraschung mussten sie feststellen, dass ein natürlicher niedriger Vitamin-D-Spiegel stark mit einer genetisch bedingten Resistenz gegen den Alterungsprozess korreliert!

Was zum Teufel …? war mein erster Gedanke. Aber derart rätselhafte Puzzleteile enthalten offenbar immer eine wertvolle Information. Bald dämmerte mir, dass die Studie höchstwahrscheinlich an Menschen aus einer nördlichen Klimazone durchgeführt worden war. Und ebenso wahrscheinlich hatte man darin eine wichtige Variable außer acht gelassen: die Fähigkeit, in der Sonne braun zu werden, statt einen Sonnenbrand zu bekommen. Ich schätze, dass all die erwähnten Langlebigen mit niedrigem D_3-Spiegel evolutionär weit fortgeschritten sind, was die Verbindung zwischen Vitamin-D_3-Mangel und Erkrankungen angeht.

Und mit einem Schlag wurde mir alles klar: Vitamin D_3 ist keine Substanz, die von Natur aus positive Auswirkungen auf die Gesundheit hat, sondern einfach nur eine Information, die der Körper dazu benutzt, bestimmte Gene ein- und auszuschalten, je nach Jahreszeit und Stärke der Sonneneinstrahlung in der Umgebung. Wenn Menschen aus südlichen Gegenden in kältere Breiten mit weniger Sonnenstrahlen ziehen, dann werden die ersten Siedler dort von den vielen durch Sonnen- bzw. D_3-Mangel verursachten Krankheiten befallen. Viele von ihnen sterben und können ihre Gene nicht weitergeben. Die Körper der Überlebenden haben jedoch Methoden entwickelt, mit weniger Sonne mehr Vitamin D_3 herzustellen und werden vielleicht irgendwann gar kein D_3 mehr brauchen. Wie das möglich ist? Ganz einfach – indem die Evolution für einen Mechanismus sorgt, der die Vitamin-D_3-Rezeptoren dieser Menschen stimuliert, ohne dass sie dazu Vitamin D_3 oder Sonnenlicht benötigen. Wahrscheinlich spielt sich dieser Evolutionsprozess gerade in vielen von uns ab – die erwähnten langlebigen Menschen mit niedrigen D_3-Spiegeln sind bloß die ersten, die sich über den D_3-Bedarf hinaus entwickelt haben. Wahrscheinlich handelt es sich bei ihnen um sehr blasse Menschen, die nicht braun werden können und stets das Sonnenlicht zu meiden versuchen. Daraus ergibt sich wiederum eine interessante Frage: Zeigt die Fähigkeit, keinen Sonnenbrand zu kriegen beziehungsweise sich bräunen lassen zu können, den Grad an, bis zu dem eine Vitamin-D_3-Nahrungsergänzung zur Vorbeugung und Behandlung von Krankheiten beitragen kann? Die erwähnte Studie sollte jedenfalls nicht gleich so gedeutet werden, dass D_3 sich schädlich auswirkt. Vielleicht hätten diese langlebigen Menschen noch länger gelebt, wenn sie ihre D_3-Spiegel erhöht hätten …

Gibt es irgendwelche Tiere, die ohne D_3 existieren können? Ich weiß nur von einem: dem Nacktmull, der sein ganzes Leben unter der Erde verbringt und etwa so groß ist wie eine Ratte. Er kommt gänzlich ohne D_3 aus und kann bis zu acht Jahre alt werden, während oberirdische Ratten im Allgemeinen höchstens ein Alter von drei Jahren erreichen. Möglicherweise werden sich also Menschen, die in nördlichen Regionen leben, irgendwann – wie die Nacktmulle – zu langlebigen Albinos entwickeln, die für einen guten Gesundheitszustand weder Sonnenlicht noch Vitamin D_3 brauchen.

Vitamin D und Magnesium

Ich finde es sehr interessant, dass einige meiner Leser gesagt haben, dass ihnen Vitamin D_3 nicht geholfen und erst die zusätzliche Einnahme von Magnesium zu den erhofften Resultaten geführt habe. Wenn sich der gewünschte Erfolg also nicht einstellt, dann versuchen Sie es doch auch mal mit Magnesium. Meine Recherchen haben gezeigt, dass hochdosiertes Vitamin D_3 nicht nur zu einer Senkung des Vitamin-K_2-Spiegels, sondern auch zu einem Magnesiummangel führen kann.

Erfahrungsberichte von Lesern, die hochdosiertes Vitamin D_3 eingenommen haben

Da viele Leser dieses Buches mir in E-Mails von ihren Erfahrungen berichten, bin ich zu einer Art Dokumentationsstelle für eine groß angelegte, von meinen Lesern durchgeführte Studie über die Therapie mit hochdosiertem Vitamin D_3 geworden. Wenn Sie auf der amerikanischen Seite Amazon.com mein Buch suchen und dort die mehr als 160 Rezensionen studieren, finden Sie noch sehr viel mehr wahre D_3-Geschichten.

Im Folgenden lesen Sie zuerst echte E-Mail-Erfahrungsberichte einiger Leser (mit freundlicher Genehmigung der jeweiligen Verfasser) und anschließend ein paar Rezensionen zum vorliegenden Buch.

■ Beginnen wir mit einer Mail aus dem Oktober 2012 – von einer Dame, die chronische Probleme mit ihrer Wundheilung hatte, durch hochdosiertes D_3 aber davon geheilt sein dürfte:

Von: **Janell**

> Ich bin eine 69 Jahre alte Frau und habe die vergangenen 12 bis 14 Jahre an Rückenschmerzen, Übergewicht usw. gelitten. Ich habe mir in den vergangenen Jahren ein Magenband einsetzen lassen (2006), eine Spondylodese von L_2 und L_3 sowie eine Rekonstruktion von L_1 mit einem anschließenden Reha-Aufenthalt von 34 Tagen Dauer gehabt (2008), eine Blasenschlinge entfernen lassen (2010) und eine neue Blasenschlinge aus Eigengewebe eingesetzt bekommen (Jan. 2011). Der letztgenannte Eingriff führte zu einer Infektion, die eine

nichtheilende Wunde hervorrief. Im Oktober 2011 empfahl man mir, eine Wundheilungsklinik aufzusuchen; ich war dann einmal pro Woche beim Arzt und dem Klinikpersonal, um die Wunde ausschaben und den Vakuumverband austauschen zu lassen. Als die Wunde auch im Mai 2012 noch nicht geheilt war, schickte man mich zu meinem ursprünglichen Operateur zurück, der mich an einen Experten für Plastische und Rekonstruktive Chirurgie verwies – eventuell könnte der meine Wunde reparieren, sodass sie endlich heilen würde.

Im Juni dieses Jahres kaufte ich mir einen Kindle. Eines der ersten E-Books, die ich dafür erwarb, war Ihr „Hochdosiert. Die wundersamen Auswirkungen extrem hoher Dosen von Vitamin D_3". Dieses Buch hat mir buchstäblich das Leben gerettet, und dafür kann ich Ihnen gar nicht genug danken!

Doch meine Geschichte geht weiter. Heute nehme ich 75.000 IE D_3 und 7 µg K_2 täglich ein. Ist das auch genug K_2?

Heute, am 22. 10. 2012, geht es mir besser als irgendwann in den Jahren zuvor. Meine Rückenschmerzen sind fast verschwunden, und ich kann ein paar Stunden ohne Entzündungsschmerz stehen. Eine 8 oder 9 Jahre alte Knieverletzung ist geheilt, meine Kniescheibe ist wieder dort, wo sie hingehört. Mein linkes Bein erholt sich langsam von seinem halbgelähmten Zustand – ich hatte lange Zeit kein Gefühl darin, von der Hüfte bis zu den Zehen; jetzt muss ich halt manchmal ein Naproxen nehmen, wenn sich die Nervenenden wieder verbinden und ich dieses „Schockgefühl" kriege. Die Operation zur Wundheilung habe ich übrigens am 26. Juli 2012 über mich ergehen lassen, mit Erfolg. Ich hatte nach der OP zwei Drainagen, die eine blieb zwei Wochen drin und ist jetzt völlig ausgeheilt. Die auf der linken Seite wurde nach 7 Wochen entfernt, jetzt reicht es, wenn ich ein Pflaster auf die Stelle klebe, damit es nicht zu einer Reizung durch meine Unterwäsche kommt.

Ich werde meiner Hausärztin Ihren Namen und Ihre Mail-Adresse schicken. Sie ist davon überzeugt, dass ich zuviel D_3 und Calzium nehme. Bei einem Bluttest am 2. Oktober lag mein D_3-Wert bei 80 und der für Calzium bei 112 ng / ml. Zu dieser Zeit habe ich auch begonnen, mehr K_2 zu schlucken. Meine Ärztin übt ihren Beruf noch nicht lange aus und muss wahrscheinlich noch viel lernen. In den Befunden hieß es, dass mein D_3-Wert zwischen 30 und 50 ng / ml liegen sollte und dass der Calziumwert nur ein bisschen erhöht ist. Ich habe ihr gesagt, dass ich mich sehr in meine medizinische Vorsorge einbringe – wir werden ja sehen, wie sie darauf reagiert.

Noch einmal vielen Dank also dafür, dass Sie andere an Ihrem Wissen teilhaben lassen. Ich fühle mich zum ersten Mal seit Jahren wieder wie ein Mensch und möchte dieses Gefühl noch viele Jahre genießen.

Ach ja, ich nehme auch ab! Wenn Sie wollen, können Sie mir gern schreiben.

Janell

Meine Antwort:

TOLL, liebe Janell!

Ich freue mich so für Sie … und Ihr Schreiben macht mich sehr glücklich. Ich kriege ja immer wieder Berichte über Heilerfolge, aber Ihrer liest sich besonders toll.

Ich habe mein Buch mittlerweile neu betitelt und mehrmals aktualisiert, sodass es eine Menge neue Informationen enthält – Sie sollten sich also wirklich die neue Auflage besorgen.

Jedenfalls: Es ist wichtig, dass Sie K_2 einnehmen. … Wie wirkt K_2? Es aktiviert das Hormon Osteocalcin, das Calzium aus Ihrem Blut und den Weichteilgeweben in die Knochen befördert. Ohne K_2 kehrt sich die Wirkung des Osteocalcins um und es holt das Calzium aus den Knochen ins Blut und die Weichteilgewebe. Sie sollten also VIEL K_2 zusammen mit Ihrer D_3-Dosis einnehmen! D_3 löst nämlich alles und baut es neu auf. Wenn dabei der körpereigene K_2-Vorrat aufgebraucht wird, dann kann das Calzium ins Blut und die Weichteilgewebe gelangen und so Probleme verursachen. Das ist genau der Grund, warum die Ärzte D_3 so fürchten – weil sie keine Ahnung von K_2 haben.

Ich habe pro 10.000 IE D_3 täglich ein Super K von LEF eingenommen, bei 100.000 IE also 10 Super K. Jede Super-K-Tablette enthält 1.000 µg K_1, 1.000 µg K_2 der MK-4-Variante sowie 100 µg K_2 der MK-7-Variante. (1.000 µg sind übrigens 1 mg.) MK-4 besteht aus Tierprodukten und ist weniger stark; MK-7 wird aus Bakterien gewonnen und ist viel wirksamer.

Passen Sie aber auf: Manche Leute haben durch die Einnahme einer zu hohen K_2-Dosis Herzrasen, Kopfschmerzen und Bluthochdruck bekommen! Wie ich vor kurzem herausgefunden habe, sind das Symptome, die durch einen zu niedrigen Calziumspiegel im Blut (Hypokalzämie) hervorgerufen werden. Sie müssen die für Sie richtige Dosis einfach selbst finden … nehmen Sie immer mehr K_2, bis Sie Herzrasen kriegen, dann reduzieren Sie die Dosis wieder. So finden Sie irgendwann heraus, wieviel K_2 Sie benötigen, um das Calzium aus Ihren

Weichteilgeweben zu entfernen. Die meisten Leute haben mit der K_2-Dosis, die ich einnehme, keine Probleme; auf www.lef.org wird sogar die doppelte Dosis empfohlen. Bei Ihren 75.000 IE D_3 täglich würde ich also 8 Super K oder mehr empfehlen, wenn Sie kein Verkalkungsrisiko eingehen wollen.

Ach ja – Ihrer Ärztin würde ich raten, sich so schnell wie möglich über D_3 zu informieren, und ihr sagen, dass es nichts ausmacht, wenn Ihr Wert bei ungefähr 80 ng/ml liegt … vielleicht sogar eine Zeit lang bei 125. Die einzige Gefahr bei einem D_3-Blutwert zwischen 100 und 200 ng/ml ist ein leicht erhöhtes Risiko für Vorhofflimmern bei Menschen über 65. Es erhöht sich von den üblichen 5 Prozent auf 12,5 Prozent. Ich vermute aber, dass K_2 dieses Risiko wieder vermindert. Lesen Sie dazu die Rezension von Millard Ferguson: Er schreibt, dass sein Vorhofflimmern selbst nach zwei Operationen nicht verschwunden war und ihn erst hochdosiertes D_3 und K_2 davon geheilt haben – der Mann ist 91!

Danke für Ihre Mail. Ich hoffe, das aktualisierte Buch gefällt Ihnen. Schreiben Sie bitte eine Rezension auf Amazon.com und berichten Sie dort von Ihren Erfahrungen, damit andere auch etwas davon haben! Und halten Sie mich auf dem Laufenden; ich habe Ihren Bericht in meiner Datenbank abgespeichert.

Mit freundlichen Grüßen
Jeff

Und hier eine E-Mail von **Sue**:

Bei einer Blutuntersuchung vor kurzem hat sich herausgestellt, dass ich einen Vitamin-D_3-Mangel habe. Ich habe also 60 Tage lang eine Dosis von 2.000 IE täglich eingenommen. Meine

Knie, die laut Hausarzt und Orthopäden beide ausgetauscht gehören, fühlen sich schon viel besser an, schmerzen aber bei langem Stehen immer noch. Also habe ich die Dosis vor 2 Wochen auf 10.000 IE erhöht, und die Knie tun nicht mehr weh. Ebenso wie meine Finger, die ich nach einem Bruch vor 2 bis 3 Jahren nur noch eingeschränkt bewegen konnte. Ich fühle mich wie ein neuer Mensch und werde in einer Woche noch einen Bluttest machen, um meine aktuellen Werte zu erfahren. Unglaublich, wie einfach Ihre Methode ist!

Nach etwa 90 Tagen mit der hohen D_3-Dosis hatte ich soeben meinen Augenarzttermin – und ich sehe besser! Die Untersuchung hat bestätigt, dass sich meine Sehkraft im rechten Auge von +2,25 auf +0,75 und im linken Auge von +7,5 auf –0,25 gebessert hat; das Nahsehen hat sich von +2,75 auf +2,50 gebessert. Der Arzt glaubt nicht, dass das am D_3 liegt, aber sonst habe ich im vergangenen Jahr nichts an meinem Leben geändert – mein Gewicht ist gleich geblieben, ich nehme dieselben Medikamente usw. Das Personal, sowohl beim Augenarzt als auch beim Optiker, hat mich gefragt, ob ich in der Zwischenzeit eine Korrekturoperation hatte. Meinen Knien geht es weiterhin immer besser, mittlerweile kann ich sogar Treppen hinauf- und hinuntergehen und schmerzfrei stehen. Danke für Ihr Buch, lieber Jeff Bowles – darauf wäre ich nie alleine gekommen!

Kommenden Montag gehe ich wieder zum Arzt, der mir meinen aktuellen D_3-Spiegel aus dem zweiten Bluttest mitteilen wird. Ich werde ihm garantiert alles erzählen – der wird ganz schön überrascht sein.

Noch einmal vielen Dank für Ihr Buch,
Susi

Marks E-Mail:

Betr.: Aktinische Keratose

Ich wäre schon glücklich, wenn ich wieder schmerzfrei Golf spielen könnte. Mittels konsequenter D_3-Therapie könnte dieser Traum Wirklichkeit werden.

Ich habe mir Ihren Ratschlag zu Herzen genommen und zusätzlich zum D_3 brav K_2 geschluckt, um negative Auswirkungen auf meine Knochendichte zu verhindern. Derzeit nehme ich mehr als 80.000 IE D_3 täglich ein; was schätzen Sie, wieviel K_2 ich dazu brauche? Ich wiege um die 70 kg.

Vergangenen März erlitt ich eine Wirbelsäulenfraktur, als ich beim Bäume beschneiden von der Leiter gefallen bin. Die Kompressionsfraktur heilte dank einer Menge Nahrungszusätze ganz gut zusammen, aber die Stärke in den Bändern habe ich noch nicht wiedererlangt. Auch mein Knie ist ziemlich angeschlagen, doch das ist ein vergleichsweise kleines Problem; das Knie schmerzt und ist leicht angeschwollen. Meine Mobilität ist dadurch allerdings nicht beeinträchtigt, ich lege im Rahmen meines Trainingsprogramms sogar 100-Meter-Sprints problemlos zurück. Bisher habe ich mein Knie noch nicht durchleuchten lassen, aber ich vermute, dass ein Knochensplitter im Gewebe steckt, der mir beim Niederknien oder nach längerem Sitzen im Lehnstuhl Schmerzen bereitet. Ich bin gespannt, ob D_3 auch das Knie wiederherstellen wird.

Ich erinnere mich nicht, ob ich das im vorigen Mail schon erwähnt habe: D_3 hat meine aktinische Keratose geheilt. Dabei handelt es sich um eines jener lästigen Syndrome, die einen dazu zwingen, das Sonnenlicht zu meiden. Es zeigt sich durch einen erhabenen, rötlichen Ausschlag auf Hals, Oberarmen und

Beinen. Durch die Sonne fangen die kleinen roten Beulen an zu jucken, als wäre man mit einer Brennessel in Berührung gekommen. Ich bin von Natur aus rothaarig und hellhäutig. Diesen Sommer konnte ich ins Freie gehen und ohne Schutzmittel ziemlich lange – also eineinhalb bis zwei Stunden – die Sonne genießen, ohne davon Sonnenbrand zu bekommen oder den Ausschlag zu verstärken. Vitamin D schützt also vor UVA-Strahlung. Und mein Ausschlag geht auch immer mehr zurück.

Nun ein frisch eingetroffener Erfahrungsbericht eines Lesers, der seine zeitlebens vorhandenen Knochensporne geheilt und ohne Absicht fast 14 kg abgenommen hat:

> Eines der besten Bücher der letzten Jahre! Ich lese viele Gesundheitsbücher und führe auch Selbstversuche durch, so wie Jeff. Dabei konnte ich auch einige Beobachtungen machen:
>
> - Ich hatte zwei Knochensporne an meinem Knöchel – die größten, die mein Fußspezialist angeblich je gesehen hat. Sie tauchten auf, als ich mit 16 (heute bin ich 40) von einem Dach gesprungen und dabei unglücklich auf dem Fuß gelandet bin. Er war nicht gebrochen, doch die Verstauchung brauchte mehrere Monate zum Heilen und hinterließ diese zwei häßlichen Sporne, die ich jetzt 24 Jahre mit mir herumgetragen hatte. Nachdem ich 9 Monate lang 26.000 IE D_3 täglich genommen habe, sind sie komplett verschwunden. Einfach unglaublich!
> - Ich habe auch fast 14 Kilo abgenommen, ohne Diät zu halten – von 104 auf knapp über 90 Kilo.
> - Zusätzlich blieb mir dieses Jahr die Erkältung / Grippe erspart, die ich mir sonst jährlich eingefangen hatte.

Ich habe nun eine Reihe weiterer Gesundheits-Selbstversuche mit sogenanntem hochdosierten Vitamin D gestartet und werde diese Rezension aktualisieren, sobald ich neue Erkenntnisse habe.

Noch ein neuer Erfahrungsbericht – diesmal von jemandem, der sein Leben lang an Hypoglykämie gelitten hat:

(Anmerkung: Ich rate davon ab, die D_3-Dosis so radikal zu erhöhen. Ich selbst habe jahrelang 4.000 IE täglich eingenommen, bevor ich die Dosis für drei Monate auf 20.000 IE erhöhte – mit wunderbaren Ergebnissen. Der folgende Bericht ist jedoch ein Vorstoß ins Unbekannte.)

Vor 6 Tagen lag ich im Sterben – und das ist kein Witz! Ich habe die letzten 18 Jahre furchtbar gelitten. Ich bin 25. In den Jahren 2012 und 2013 habe ich insgesamt 30 Tage in diversen Notaufnahmen verbracht und 35 unentgeltlich tätige kanadische Ärzte aufgesucht, von denen mir keiner helfen konnte (ja, 35!). Ich hatte bereits 75 Prozent meiner Muskelkraft, 30 Prozent meiner Muskelkoordination und 98 bis 99 Prozent meiner muskulären Ausdauer eingebüßt (richtig, vor 6 Tagen war ich noch total arbeitsunfähig). Ich zitterte die ganze Zeit, konnte mich nicht vorbeugen und schon gar keine Liegestütze machen, hatte schwere Depressionen, wurde während meiner hypoglykämischen Anfälle oft blind, litt an schwerer Hypoglykämie, Insulinresistenz, Vitiligo an meinem Penis und äußerst schmerzhaften Problemzonen: einem Knochensplitter in meinem Fuß, der sich beim Gehen anfühlte, als würde ich auf einen spitzen Stein treten; einem Schmerz im Rücken; schrecklichen Schmerzen im Handgelenk, seit ich vor 10 Jahren mit der Faust gegen eine Tür geschlagen hatte, um sie zu öffnen;

ebenso schrecklichen Schmerzen in der rechten Fußsohle, seit ich vor über 10 Jahren einmal mit dem Fuß schlecht aufgekommen war; sagenhaften Kieferschmerzen, die nach Entfernung eines Weisheitszahns vor 7 Jahren bestehen blieben. Außerdem hörte ich schlecht (sehr peinlich, wenn man die Leute immer auffordern muss, etwas noch einmal zu sagen). Und ich hatte mein ganzes Leben lang Hunger und aß unentwegt, 4 bis 10 Mahlzeiten am Tag.

Am ersten Tag beschloss ich, 50.000 IE einzunehmen, am zweiten und dritten Tag waren es 150.000 IE, am vierten dann 400.000 IE, am fünften 714.000 IE (absolut irre Dosis), am sechsten Tag 200.000 IE. Plötzlich heilen alle Problemzonen in meinem Körper, der Knochensplitter im Fuß verschwindet über Nacht, ich wache rot am ganzen Körper auf, alles verheilt, ich spüre ein Brennen in den Schmerzzonen, auch auf den Ohren, ich schlafe länger und merke, dass ich doppelt so gut höre, mein Blutzuckerwert ist jetzt so stabil, dass ich ihn nicht mehr messen muss, ich fühle mich energiegeladen, habe keine Depressionen, die Hypoglykämie ist weg, ich hätte mein GANZES GELD dafür gegeben, diese grauenhafte Krankheit zu heilen. Ich werde nicht mehr phasenweise blind, meine Libido ist sagenhaft angestiegen, der Vitiligo beginnt zu heilen, die nachwachsenden Haare auf meinem Kopf sind braun statt grau, der Nachwuchs bei den Schamhaaren ist wieder schwarz. Dazu möchte ich erwähnen, dass nicht nur Vitamin D_3 für diesen Erfolg verantwortlich ist – ich habe auch noch Vitamin K_2, Calzium und Magnesium in sehr hohen Dosen genommen. Das ist mehr als ein Wunder; ich überlege schon, die Ärzte zu verklagen, weil sie mir dieses Geheimnis vorenthalten haben. Vitamin D_3 ist das beste Nahrungsergänzungsmittel, das ich je ausprobiert habe. Ich habe meines bei Costco in Kanada gekauft: zwei Fläschchen mit 360 Tabletten zu je 1.000 IE für 6,82 Dollar plus Mehrwertsteuer.

Auch meine Muskelschwäche hat sich fast zur Gänze gegeben. Die Muskelkoordination ist viel besser; das Muskelzittern ist zwar noch da, nimmt aber stetig ab. Ein Wahnsinn, dabei bin ich erst am 6. Tag!

Im Folgenden lesen Sie ein paar bemerkenswerte Amazon-Rezensionen zum vorliegenden Buch

■ 5 von 5 Sternen **Kann wieder gehen** 27. April 2013

Von: merola

Ich habe MS und konnte 3 Jahre lang nicht mehr gehen. Nach einer Megadosis D_3 komme ich jetzt mit einer Gehhilfe immerhin 10 Meter weit.

■ 5 von 5 Sternen **Bin dem Rat des Autors gefolgt – mit super Ergebnissen** 14. Dezember 2012

Von: **otter 30**

Ich fand den Titel des Buches faszinierend, war aber durchaus skeptisch, was die darin aufgestellten Behauptungen angeht. Da das E-Book günstig ist, habe ich es dann doch gekauft.

Dieses Buch ähnelt dem Titel „Der 4-Stunden-Körper". Der Autor stellt darin eine faszinierende Theorie darüber auf, wie wir von hochdosiertem D_3 profitieren könnten. Er hat sogar einen Selbstversuch unternommen, um die Theorie teilweise zu verifizieren – und berichtet von außerordentlichen Behandlungserfolgen.

Ich bin seinem Rat gefolgt und nehme nun, nach 4 Monaten, 35.000 IE täglich ein und kann von ganzem Herzen sagen, dass mir der Rat des Autors sehr viel gebracht hat. Nicht nur meine allgemeine Mattigkeit und das Schmerzen / Knirschen in den Gelenken sind verschwunden, sondern ich konnte nach über 18 Jahren regelmäßiger Einnahme auch auf Prozac verzichten. Mit dem hochdosierten D_3 geht es mir viel besser als mit Prozac, das Depressionen nur verhindert – aber D_3 sorgt für echtes psychisches Wohlbefinden.

Obwohl sich das Buch etwas unzusammenhängend liest, muss ich ihm 5 Sterne geben, weil der Rat des Autors derart positive Auswirkungen hat. Zu dem Preis leistet er wirklich Wunderbares.

■ 5 von 5 Sternen **Positive Erfahrung** 28. November 2012

Von: **Katherine T. Briggs**

Ich habe mir dieses Buch im Januar 2012 gekauft und nehme seither 25.000 IE D_3 täglich, zusammen mit der empfohlenen Dosis K_2. Mein beschädigtes Knie, das mir seit Jahren immer wieder Probleme bereitet, hat ein paar Tage verrückt gespielt und schlimmer geschmerzt als sonst; danach ging der Schmerz einfach weg. Ein paar Monate danach ging es mir mit meinen Rückenschmerzen genauso. Ich hatte auch ein Genickproblem, das ich mit Hilfe chiropraktischer Behandlungen, zweimal monatlich in den letzten 25 Jahren, unter Kontrolle bekommen hatte. Jetzt ist es anscheinend verschwunden, ich musste seit Monaten nicht mehr zum Chiropraktiker. Da mein Appetit auch zurückging, konnte ich ein paar Kilo abnehmen. Nach zehnmonatiger Therapie sind keinerlei negative Auswirkungen festzustellen. Ich habe nie den Unsinn geglaubt, dass die Sonne schädlich sein soll. Danke für dieses Buch, Jeff!

■ 5 von 5 Sternen **TOLL! Eine (mögliche) Heilung für meine Hautkrankheiten** 16. November 2012

Von: **Jaime Vendera** (Ohio)

WAHNSINN – dieser Autor sollte ein Wissenschaftler sein! Ich finde es unglaublich, was er bei seiner Erforschung von D_3 alles auf sich genommen hat. Die Regierung sollte ihn dafür bezahlen.

Ich bin zufällig über dieses Buch gestolpert, als ich die Kindle-Angebote durchklickte. Normalerweise überspringe ich so lange Titel und unattraktive Covers ja, aber irgendwas brachte mich dann doch dazu, es mir näher anzusehen. Und darüber bin ich bis heute froh. Ich leide schon mein ganzes Leben lang an einer Hautkrankheit namens Stachelflechte (Pityriasis rubra pilaris), die mir seit fünf Jahren auch schwere Probleme bereitet – ausgetrocknete, entzündete Haut, Energieverlust, unscharfes Sehen, verminderte Libido usw. Es war in dieser Zeit viel schlimmer als in den mehr als 30 Jahren davor. Da ich von den dermatologischen Behandlungen genug hatte, suchte ich nach natürlichen Alternativen.

Bevor ich das Buch entdeckte, hatte ich nie an eine Vitamintherapie oder auch nur an D_3 gedacht. Aber ich folgte meinem Instinkt und zahlte die Kaufgebühr. Zuallererst sollte ich anmerken, dass sich dieses Buch liest wie ein Gespräch mit dem Autor – so, als würde er in irrwitzigem Tempo auf einen einreden. Das ist nicht unbedingt etwas Schlechtes, bedeutet aber, dass er schnell von einem Thema zum anderen springt und jede Einzelheit bis ins kleinste Detail erklärt. Andererseits: Würde er das nicht tun, dann hätte ich wohl nie von den positiven Auswirkungen und angeblichen Gefahren von D_3 erfahren. Ich hatte zum Beispiel keine Ahnung, dass D_3 gar kein Vitamin, sondern ein Secosteroid ist. Damit kenne ich mich aus, weil ich seit Jahren Prednison zur Beruhigung meiner entzündeten Haut nehme – aber auf Dauer wirkt sich das auf den Körper natürlich nicht gerade gut aus.

Ich besorgte mir also D_3 und K_2, wie vom Autor empfohlen, und startete mit einer täglichen Dosis von 30.000 IE. Das ist erst eine Woche her, aber ich konnte schon Veränderungen feststellen! Bestimmte Hautstellen kehren zum Normalzustand zurück, ich habe mehr Energie und mache endlich wieder Ausdauertraining (statt lange Nachmittagsschläfchen) und meiner Libido geht's auch wieder besser – also zur Sache, Schätzchen (haha)!

Im Großen und Ganzen bin ich also sehr dankbar für dieses Buch. Es ist zwar zeitaufwändig zu lesen, aber dafür sehr informativ, und es enthält ein paar Erkenntnisse über Diabetes, deren Lektüre ich auch Ärzten ans Herz legen würde. Wenn es mehr so wissbegierige Menschen gäbe, könnten wir auch das Welthungerproblem lösen, haha. Ich werde daher lieber mit dieser Rezension aufhören, ein paar andere Bücher des Autors erwerben und weiterhin mein D_3 nehmen, um daraus einen Nutzen zu ziehen.

■5 von 5 Sternen **Verblüfft** 1. August 2012

Von: **leskoeb**

Die Idee las sich gut, also probierte ich es selbst aus. Ich hatte bereits ein Jahr lang 5.000 IE Vitamin D täglich geschluckt, nach der Lektüre des Buches aber die Dosis erhöht. Binnen einer Woche waren meine Schulter- und Hüftschmerzen weg. Außerdem hatte sich mein Rückenschmerz um 45 Prozent verbessert – und das war ein Schmerz, den ich seit 25 Jahren mit mir herumschleppte. Ich bin begeistert und habe das Buch auch meiner Tochter empfohlen, die mit ähnlichen Schmerzen zu kämpfen hat. Danke, Jeff!

■5 von 5 Sternen **Wunderbares Buch** 3. August 2012

Von: **Timl**

Ich bin niedergelassener Arzt, daher habe ich etwas ungläubig den Kopf geschüttelt, als ich den Titel dieses Buches sah. Schließlich kommen viele Patienten immer wieder mit irgendwelchen Behandlungen und Krankheitstheorien zu mir, die sich kaum aufrechterhalten lassen. Aber irgendwie faszinierte mich der Titel auch – und als Dermatologe fand ich, dass dieser nonkonformistische Standpunkt zumindest nähere Betrachtung verdiente.

Beim Lesen war ich verblüfft, wieviel Recherche und Denkarbeit sich im Buch verbergen. Mr. Bowles schreibt begeistert in gelegentlich alles andere als wissenschaftlicher Prosa (und das meine ich als Kompliment, weil zuviel Fachsprache oft das Verständnis erschwert), doch seine Hypothesen und Schlussfolgerungen sowie der Weg, auf dem er zu ihnen gelangt ist, sind stets klar und präzise.

Manche Leute haben kritisiert, dass es viele der hier enthaltenen Informationen gratis im Internet gäbe und man sich das Buch daher ersparen kann. Damit stellen sie wenigstens klar, wieviel ihnen ihre Zeit wert ist. Für den geringen Preis erspart man sich nämlich Dutzende, wenn nicht Hunderte Stunden des Suchens. Ich habe auch andere Bücher dieses Autors gekauft und werde noch weitere erwerben. Und Ihnen empfehle ich, das auch zu tun.

■5 von 5 Sternen **Na gut … jetzt bin ich also verrückt! Aber auch dankbar** 25. Juli 2012

Von: **T.A. „T.A.“** (Mittlerer Westen)

Seufz. Na gut, ich bin verrückt … aber auf eine erkenntnissteigernde Art, die mir die Augen geöffnet hat. Ich schreibe ja nur selten Rezensionen, aber diesem Autor bin ich wohl meine Anerkennung schuldig, weil er der Welt diese Informationen zugänglich gemacht hat. Also:

Meine Kinder und ich waren heute beim Zahnarzt. Bei mir stellte er Karies und abgebrochene Zähne fest, trotz meiner Zahnpflege und Ernährungsweise, die besser sind als beim Durchschnitt der Bevölkerung. Auch meine Kinder hatten Karies – drei Zähne bei einem, einer beim anderen. Das ist zwar alles andere als untypisch, aber langsam reichen mir die Erklärungen für die Häufigkeit schlechter Zähne nicht mehr aus.

Der Zahnarzt war „einverstanden“ damit, dass ich bei 4 Zähnen eine Therapie mit hochdosiertem Fluorid ausprobieren wollte, aber 2 bis 3 andere mussten sofort behandelt werden. ich habe mich zwar schon ein wenig mit Remineralisation befasst, aber heute abend wollte ich es genau wissen. Und natürlich findet man jede Menge Studien und Empfehlungen zu dem Thema. Jeder rät einem zu einer anderen Zahnputzmethode, jeder hat seine eigenen Ansichten dazu … aber keiner weiß wirklich, was richtig ist.

Dann erinnerte ich mich an etwas. Irgendwann hatte ich irgendwo gelesen, dass Vitamin D gut gegen Zahnkaries oder für Zahngesundheit im Allgemeinen sein soll. Ich stürzte mich in eine Google-Suche und stieß auf eine Rezension für dieses Buch, das ich auch gleich für meinen Kindle erwarb und in der nächsten halben Stunde überflog.

Ich bin mit dem Lesen noch nicht durch (vielbeschäftigte Mutter, nie genug Zeit …), möchte aber einiges zu Protokoll geben, das die Hypothese des Autors bestätigt. Reden wir also über uns: Wir haben braune Haut, halten uns nicht viel in der Sonne auf und leben oben im Norden. Genau – wir sind eine typische Risikogruppe, was Vitamin-D-Mangel angeht. Meine Tocher mit nur einem neuen Loch in den Zähnen ernährt sich am ungesundesten von uns allen – und „vergisst" oft, sich vor dem Schlafengehen die Zähne zu putzen. Ich finde auch immer wieder im ganzen Haus verstreut ihre Vitaminpräparate – die „vergisst" sie ebenfalls gern. Aber – und hier wäre ein Trommelwirbel fällig: Sie war diesen Sommer viel draußen und hat jede Menge Sonne getankt. Ich würde sagen, sie ist das Familienmitglied, das in der warmen Jahreszeit die meiste Sonne abkriegt. Meine Theorie: Sie hat eine gestärkte Gesundheit, weil ihre Haut viel Vitamin D3 produziert.Sie wird auch seltener krank und wirkt im Vergleich zu uns sonnenscheuen Familienmitgliedern relativ gesund.

Aber ich bin noch nicht fertig. Kommen wir wieder auf meine ganz und gar nicht optimale Zahngesundheit zu sprechen – und auf die vielen anderen gesundheitlichen Probleme, die ich mit keiner Methode (und ich habe wirklich viele Methoden ausprobiert) loswerden konnte. Beim Lesen dieses Buches erinnerte ich mich an etwas. 2009 hatte ich eine Blutuntersuchung gemacht, bei der unter anderem mein Vitamin-D-Spiegel gemesssen wurde. Und jetzt raten Sie einmal … Ich suchte mir die Befunde heraus und stellte fest, dass ich damals einen Wert von 17,9 ng/ml hatte. Donnerwetter! Das war sogar nach den Richtwerten des Labors (30–100) wenig.

Wenig? Ja, sogar sehr wenig!

Aber leider hatte mir das nie jemand gesagt. Ich musste lange auf die medizinisch-technischen Assistentinnen in dem Labor einreden, damit sie mich überhaupt auf Vitamin D untersuchten. Ich kann mich dunkel erinnern, dass ich nach dem Befund eine Zeit lang Vitamin D eingenommen hatte, aber nicht wusste, welche Dosis die richtige war. Also habe ich, wahrscheinlich aus Angst vor möglichen Folgen, bald wieder aufgehört …

Was ich daraus gelernt habe: Ich werde meine Ernährung mit Vitamin D ergänzen – und zwar ordentlich. Normalerweise bin ich bei solchen Dingen recht vorsichtig, aber jetzt denke ich mir: Was soll's, ich will meine Zähne retten! Ich werde zusätzlich auch Vitamin K nehmen, von dem ich vorher noch nie gehört habe. Und irgendwann werde ich es auch schaffen, mir das ganze Buch durchzulesen. Ach ja, Vitamin C werde ich auch noch nehmen. Wie ich ja schon erwähnt habe, ernähre ich mich ohnehin schon ziemlich gesund und pflege auch meine Zähne, aber jetzt möchte ich etwas mehr Rohkost essen, um den Heilerfolg zu beschleunigen.

Ich habe das Gefühl, hier auf etwas gestoßen zu sein, das mein Leben (und unsere Zähne) verbessern wird. Und dafür bin ich wirklich dankbar.

■ 5 von 5 Sternen **Man sollte auf den Mann hören!** 17. Juli 2012

Von: **Fiona**

Wollen Sie Ihr Immunsystem verbessern? Dann sollten Sie dieses Buch lesen. Ich wohne in einer sonnigen Gegend und habe immer gedacht, dass meine Kinder mehr als genug D_3 von der Sonne kriegen würden. Immer, wenn der Winter anfing, begannen wir jedoch alle, permanent unter Erkältungen und Grippe zu leiden. Aber nicht letzten Winter! Seit wir begonnen haben, D_3 und K_2 zu nehmen, war kein einziges Schniefen mehr zu hören. Zuvor haben wir Unmengen Nahrungsergänzungsmittel und Probiotika ausprobiert, aber kein Mittel hat so gut funktioniert wie diese Kombination. Einer meiner Söhne geht in den Kindergarten, und alle Eltern wissen, wie schrecklich Kindergarten-Erkältungen sind. Doch jetzt gibt es dank D_3 und K_2 keine Erkältungen oder grippalen Infekte mehr bei uns. Danke für Ihr wunderbares Buch, Jeff – ich schätze Ihre Arbeit sehr!

■5 von 5 Sternen **Ich bin begeistert! Nach zwei Jahren mit einem Fersensporn wurde ich dank 25.000 IE täglich binnen zwei Wochen geheilt!** 15. Juli 2012

Von: **Fabian Laszlo**

Ich habe dieses Buch gelesen, weil ich ein Mittel gegen die Krebserkrankung meiner Mutter finden wollte. Was ich erfahren hatte, klang so gut, dass ich es selbst ausprobiert habe. Ich musste zwei Jahre lang hinken, da ich einen sehr schmerzhaften Fersensporn im Fuß hatte. Nach nur zwei Wochen mit 25.000 IE täglich ist er völlig verschwunden … und ich bin sehr glücklich darüber.

Einer meiner Freunde, der arthritische Schulterschmerzen hatte, nimmt D_3 nun auch schon seit zwei Wochen, und der Schmerz ist fast zur Gänze beseitigt. Ich lebe in Brasilien, wo man kein Vitamin K_2 kriegt, also kaufe ich den japanischen Restaurants hier ihr Natto ab, das extrem viel Vitamin K_2 enthält: 1103,4 µg / 100 g.

■5 von 5 Sternen **Unheilbare Psoriasis dank 50.000 IE täglich in 2 Monaten geheilt!!** 12. Juni 2012

Von: **Dr. Don Carroll** (Mossyrock, WA, USA)

Das nützlichste Buch des Jahrhunderts! Jeff ist ein genialer Denker, weil er die alten Muster hinter sich lassen und ein Meisterwerk wie dieses schreiben konnte. Er hatte Tausende D_3-Studien durchgearbeitet, um die positiven Auswirkungen des Vitamins zu ermitteln, das kaum Nebenwirkungen hat. Und dann machte er noch einen Selbstversuch, um die richtige Dosis festzustellen. Die Studien zeigen, dass man mit hochdosiertem D_3 fast jede Krankheit beseitigen kann, weil der Körper dieses Hormon bei Sonneneinstrahlung selbst produziert.

Ich habe gerade meine Blutbefunde zurückbekommen, nachdem ich nun zwei Monate lang 50.000 IE D_3 und Vitamin K_2 MenaQ7 (zur Instandhaltung des Stoffwechsels) täglich genommen hatte. Mein Wert liegt bei 150 ng/ml, das ist laut Schulmedizin im oberen Bereich des Zulässigen, aber ich will die Dosis nicht reduzieren. Vor vier Monaten hatte ich noch am ganzen Körper die schlimmste Psoriasis, die man sich vorstellen kann. Ich konnte nur noch auf dem Bauch schlafen und fühlte mich wie der biblische Hiob. Trotz intensiver Recherche fand ich nichts, was mir dagegen half. Ich begann, mich vegan und glutenfrei zu ernähren, beinahe nur mit Rohkost, Superfood und Superkräutern, ohne Zucker und nur mit Biogemüse. Dann startete ich mit der Einnahme von D_3. Heute geht es mir wieder richtig gut – nicht nur meine Psoriasis ist weg, sondern ich fühle mich auch sonst viel besser. Ich schlafe wie ein Baby, meine Überbeine sind verschwunden, mein seit einer Verletzung angeschlagener Daumen wird gerade neu aufgebaut, meine Haut ist nicht mehr so trocken, meine Prostata ist geheilt, das Restless-Legs-Syndrom hat aufgehört und so weiter und so fort. Ich fühle mich, als könnte ich Bäume ausreißen.

Sollten Sie irgendein Leiden haben, vor allem ein als unheilbar geltendes, dann lesen Sie dieses Buch. Übrigens: Ich mache gerade den Internet-Kurs von Russell James (auf *TheRawChefAcademy.com*), bei dem man die beste zuckerfreie Rohkost zuzubereiten lernt, die es überhaupt gibt.

■5 von 5 Sternen **dankbar** 24. Mai 2012

Von: **marilyn**

Meine Tochter, die einen Doktortitel in Biochemie besitzt, hat mir dieses Buch empfohlen. Ich habe es mir gleich bei Amazon bestellt, für meinen Kindle, und gleich danach auch qualitativ hochwertiges Vitamin

D gekauft. Seither sind erst DREI TAGE vergangen – und die Veränderungen sind bemerkenswert. Mein Gleichgewichtssinn hat sich stark gebessert. Früher war es sehr mühsam für mich, aus einem Stuhl oder dem Bett aufzustehen, jetzt geht beides viel leichter und fast schmerzfrei. Ich bin 72. Vielen Dank für diese wertvollen Informationen! Anfangs habe ich das Vitamin D von Carlson benutzt, das sehr gut gewirkt hat. Eine andere Marke, die ich später gekauft habe, musste ich zurückgeben, da der Schmerz wiederkam. Qualität ist hier sehr wichtig.

■ 5 von 5 Sternen **Bemerkenswerte Resultate** 24. Mai 2012

Von: **Mercedes** (Indiana)

In den letzten paar Jahren habe ich stets sehr lange in Innenräumen gearbeitet und bin nur selten in die Sonne gegangen; ganz abgesehen davon, dass ich auf den Rat der Medizin bezüglich Sonnenstrahlung und Hautkrebs gehört habe. An jedem einzelnen Tag in den vergangenen Monaten fiel es mir schwer, am Schreibtisch die Augen offenzuhalten. Ich war dauernd schläfrig, was ganz untypisch für mich ist, da ich sonst immer sehr energiegeladen bin.

Wie üblich, wenn ich mich vor ein Problem gestellt sehe, habe ich UNGLAUBLICH VIEL recherchiert. Dabei bin ich auch auf Informationen über Vitamin D gestoßen und habe dieses Buch erworben. Ich fing dann mit 10.000 IE an, steigerte bald auf 25.000 und dann auf 50.000. Innerhalb kurzer Zeit war meine Schläfrigkeit kein Thema mehr. Und meine Knöchel, die ich mir einmal bei einem Autounfall verletzt hatte, haben zu knacken und krachen aufgehört. Es ist lange her, dass ich mich so gut gefühlt habe.

Mr. Bowles hat hier ein sehr unterhaltsames Buch geschrieben, das vor allem auch eine Fülle an Information bietet, die zu weiteren Recherchen führen – die Links dazu finden sich in der Kindle-Version des Buches. Besonders zwingend finde ich die Frage, die sich aus der Lektüre ergibt: Wie viele Krankheiten und chronische Erkrankungen – vor allem autoimmune

Störungen – sind sprunghaft angestiegen, seit die Mediziner uns rieten, die Sonne zu meiden? Es sind zu viele, wie ich finde. Was ist da passiert?

Denken Sie nur daran, wie verbreitet die Tuberkulose noch vor einigen Jahrzehnten war ... und welche Behandlung man dagegen verschrieben hat: Man hat die Patienten in Sanatorien geschickt, wo sie IN DER SONNE SITZEN sollten! Und IHR GESUNDHEITSZUSTAND HAT SICH VERBESSERT!

Wenn man sich ansieht, wie unsere Nahrungsmittel heutzutage angebaut werden, welche medizinischen Ratschläge wir Tag für Tag kriegen und mit welcher Unmenge Pharmawerbung wir dauernd konfrontiert werden, kommt man unweigerlich zu der Erkenntnis: DAS ALLES HILFT NICHTS! ES GEHT NICHT UM HEILUNG, SONDERN NUR UM PROFIT!

Tun Sie sich selbst einen GROSSEN Gefallen: Kaufen Sie dieses Buch, lassen Sie Ihr Blut untersuchen und NEHMEN Sie Vitamin D.

■5 von 5 Sternen **Dieses Buch wird ein Klassiker für Vitamin-D-Befürworter werden** 26. April 2012

Von: **Millard Ferguson**

Ich habe dieses Buch mit großem Interesse gelesen, da ich seit mehr als fünf Jahren selbst hohe Vitamin-D-Dosen einnehme. Ich bin männlich und 91 1/2 Jahre alt. Vor fünf Jahren habe ich begonnen, 5.000 IE täglich zu schlucken; mein Calcidiol (25-Hydroxy-Vitamin-D)-Wert lag damals bei etwa 45 ng/ml. Ich habe die Dosis nach und nach auf 12.000 IE täglich erhöht und dazu Vitamin K_2 eingenommen. Der Wert liegt nun seit zwei Jahren zwischen 90 und 97 ng/ml. Ansonsten gab es in meinem Blutbefund während dieses Zeitraums keine nennenswerten Veränderungen. Dafür hat sich an meinem Gesundheitszustand einiges geändert, was – wie ich nach der Lektüre von Jeffs Buch vermute – auf meinen relativ hohen Vitamin-D-Spiegel zurückzuführen ist:

1. Mein Vorhofflimmern ist (nach drei Kardioversionsbehandlungen) verschwunden, und das seit etwa 8 Monaten, als mein D_3-Spiegel einen Wert von beinahe 100 ng / ml erreicht hatte. Die ersten zwei Versuche mit Kardioversion scheiterten; damals war mein Vitamin-D-Wert aber auch noch niedrig.
2. Nachdem ich die letzten 3 Jahre beim Tennis wegen eines Schulterproblems von unten aufschlagen musste, kann ich jetzt wieder völlig schmerzfrei normal aufschlagen.

■5 von 5 Sternen **Wahnsinn! Phantastische Fakten über Vitamin D_3 und Vitamin K_2** 20. April 2012

Von: **Joann E. Rogers** (Hutto, TX, United States)

Was soll ich sagen? Ich habe das Kindle-E-Book gekauft, gelesen, anderen davon erzählt und den Rat des Autors befolgt. In nur 3 Tagen waren meine dunklen Augenringe, die angeblich auf Allergien zurückzuführen waren, WEG! Seit einem Arbeitsunfall mit 32 hatte ich diverse Schmerzen und Beschwerden; ich bin jetzt Anfang 50, wie der Autor dieses Buches, und hatte absolut genug von den dauernden Schmerzen. Also nehme ich derzeit etwa 20.000 IE täglich ein (die Tabletten, die man unter der Zunge zergehen lässt), dazu noch Vitamin K. Mein Nacken und der Rücken fühlen sich schon viel besser an, auch meine Mattigkeit bessert sich zusehends. Und das alles nach nur einer Woche. DANKE für diese Informationen zu einem derart günstigen Preis!

■5 von 5 Sternen **Keine Schmerzen mehr, Asthma gelindert** 7. April 2012

Von: **alaskadancingbear**

Auf meiner Suche nach einem Mittel zur Beseitigung meiner Schmerzen und zur Besserung meines allgemeinen Gesundheitszustands bin ich auf dieses Buch gestoßen und habe es an einem Abend durchgelesen. Am nächsten Morgen habe ich bereits die Präparate bestellt. Es ist Jahre her, dass ich nachts ohne Beschwerden flach auf dem Rücken liegen konnte – doch nach nur einer Woche mit der neuen Therapie kann ich wieder auf dem Rücken schlafen. Der pochende Schmerz in meinem Bein, zwischen Knöchel und Hüfte, hielt mich nachts wach und konzentrierte sich tagsüber auf den Kniebereich. Als ich eine Dosis von 20.000 IE D_3 erreicht hatte, hörte er auf; sobald ich die Menge auf 10.000 IE reduzierte, war er wieder da. Jetzt nehme ich wieder 20.000 IE und bin schmerzfrei. Auch ein Hautproblem, das ich seit längerem habe, bessert sich gerade. Ich habe vor nicht ganz drei Wochen begonnen, die Behandlungserfolge schriftlich zu protokollieren – und bin begeistert. Wenn Sie mit dem Autor Kontakt aufnehmen wollen, lesen Sie sein Buch. Er hat nicht nur seine E-Mail-Adresse darin angegeben, sondern antwortet auch auf Leseranfragen …

Ich möchte meine Rezension nun auch aktualisieren, um zu berichten, wie sehr sich mein chronisches Asthma gebessert hat. Ich bin zwar zum vorgesehenen Geburtstermin zur Welt gekommen, lag aber als Baby wegen meiner Lunge trotzdem drei Tage lang im Brutkasten. Mein Leben lang hatte ich mit Lungenproblemen zu kämpfen – ich lief zwar immer gern, war aber danach stets außer Atem. Letztens infizierte ich mich mit einem Virus, der normalerweise starke Atemnot hervorrufen und mit Sicherheit zu einer Lungenentzündung führen würde. Meine Atmung blieb jedoch trotz der Infektion normal, ich bekam nur einen Husten. Nach einer Woche fühle ich mich wieder fast gesund – und nehme nach wie vor D_3, das meiner Ansicht nach sehr zu meiner verbesserten Lungenkapazität beigetragen hat. Ich muss meinen Notfall-Inhalator kaum mehr verwenden und habe auch meine tägliche Medikamenteneinnahme reduziert.

Heute beginne ich mit einer Tagesdosis von 30.000 IE … bin gespannt, wie sich die in den kommenden zwei Wochen auswirken wird. Ich werde jedenfalls berichten und wünsche allen eine gute Gesundheit …

■5 von 5 Sternen **Ausgezeichnetes Buch, das mein Wohlbefinden gesteigert hat** 23. Dezember 2011

Von: **Todd T**

Dieses Buch ist wirklich ausgezeichnet. Nach dem Lesen habe ich auch sofort angefangen, Vitamin D_3 zu nehmen; die ersten zwei Monate nahm ich 30.000 IE täglich. Ich hatte mir bei einem Kampfsportunfall den Hüftknochenmuskel geprellt, der daraufhin ein Jahr lang Schmerzen verursachte.Nach zwei Monaten der D_3-Therapie bin ich schmerzfrei! Beim Militär hatte ich mir vor 25 Jahren beide Schultern ausgekugelt; seither waren sie schwach und schmerzten immer wieder. Nach drei Monaten Therapie kann ich beim Bankdrücken nun wieder höhere Gewichte stemmen, nachdem das Gewicht jahrelang stagnierte. Seit mehr als zwei Monaten nehme ich nun 50.000 IE täglich ein. In meiner Familie gab es in dieser Zeit immer wieder Erkältungen und grippale Infekte, aber mich hat nichts erwischt. Ich fühle mich auch energiegeladener als zuvor und habe ein paar Kilo abgenommen, ohne dass ich meine Ernährung oder mein Fitnessprogramm geändert hätte. Ich habe an der *University of Illinois* meinen Magister in Ernährungswissenschaft gemacht und finde die Grundidee dieses Buches faszinierend. Ein wunderbares Buch, das ich nur empfehlen kann!

■5 von 5 Sternen **Erstaunlich, wie schnell das wirkt!** 7. Dezember 2011

Von: **Bruce**

Na gut, anfangs war ich wirklich skeptisch – aber was kann man denn schon falsch machen, wenn so ein Buch nicht mehr kostet als ein Latte macchiato? Seit zehn Jahren haben meine Knie und Knöchel immer nach dem Aufstehen geknackst. Da ich skandinavische (sprich: bleichgesichtige) Vorfahren habe, bin ich kein großer Sonnenanbeter; daher fand ich die Logik der hier aufgezählten Argumente auch nachvollziehbar: Ich gehe nicht in die Sonne, habe daher zu wenig natürlich produziertes D_3, und das verursacht gesundheitliche Probleme. Wie auch immer: Vor zirka zwei Wochen habe ich mit einer Dosis von 10.000 IE D_3 angefangen, und das Knacksen ist verschwunden! Ich hüpfe aus dem Bett und bin zu allem bereit. Wunderbar!!!

Index

Hanf heilt

Die Wiederentdeckung einer uralten Volksmedizin

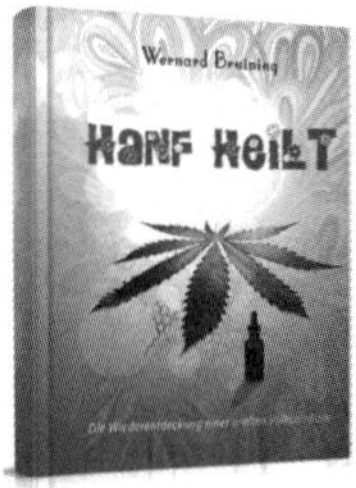

Hanföl – die ideale „Volksmedizin"„Hanf heilt" ist weltweit das erste Buch, das ausführlich anhand von 44 Fallstudien die therapeutische Wirksamkeit von Hanföl bei diversen Problemen und Krankheitsbildern dokumentiert. Anders als Rick Simpson, dessen Videodokumentation „Run from the Cure" die Wirksamkeit von Hanföl vor allem bei Krebs belegt, hat Wernard Bruining mit seiner Arbeit gezeigt, dass der Einsatz von Hanföl auch in vielen anderen Fällen, zum Beispiel bei chronischen Schmerzen, Autismus und sozial unangepasstem Verhalten zu einer dramatischen Besserung führen kann. Dazu reichen oftmals kleinste Dosen, die bei den Anwendern keinerlei Trübung des Bewusstseins und ihrer Handlungsfähigkeit bewirken. Hanföl, richtig eingesetzt, kann daher für viele Krankheitsbider als ideale „Volksmedizin" bezeichnet werden.

250 Seiten ISBN 978-3-9814098-8-8 24,- €

Krebs natürlich heilen

Wie Sie sofort beginnen können Ihre Gesundheit zu retten

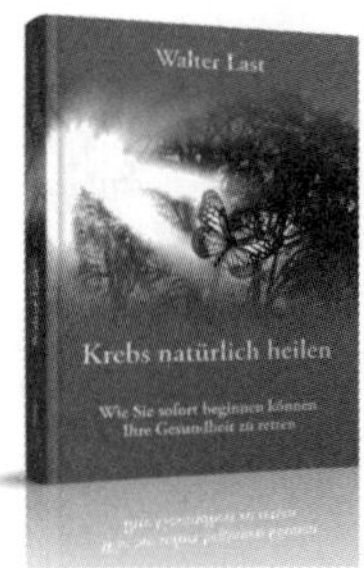

Walter Last sammelte als Chemiker und Heilpraktiker 40 Jahre Erfahrung im alternativmedizinischen Bereich. Seine Erkenntnisse fasst er in diesem Praxisbuch zur natürlichen Krebsheilung in 10 Kapiteln komprimiert zusammen. Krebs, der aus schulmedizinischer Sicht als unheilbar gilt, ist schon durch eine Vielzahl alternativer Methoden überwunden worden - manchmal auch ohne jegliche Methode. Einerseits ist dies ermutigend, denn es zeigt, dass es zahlreiche Wege gibt, Krebs zu heilen. Für jemanden, der mit der Krankheit konfrontiert ist und nicht weiß, wo er anfangen und welche Methode er wählen soll, kann gerade das aber auch verwirrend sein.

In diesem Buch hat Walter Last die verfügbaren Optionen zu einem ganzheitlichen Programm verdichtet, das Ihnen die beste Chance geben wird, Ihren Krebs zu überwinden - ganz egal wie fortgeschritten er sein mag.

Die wichtigste Rolle, so erkannte Walter Last nach langjähriger Erfahrung, spielt dabei der menschliche Geist. Ihr Körper wird immer versuchen, die Erwartungen Ihres Geistes zu erfüllen. Das feste Erwarten der Heilung ist daher der wichtigste Schritt überhaupt.

Erwarten Sie ein Wunder - und arbeiten Sie dann daran, es wahr werden zu lassen.

211 Seiten ISBN 978-3-981031874 12,90 €

MMS: Der Durchbruch

Ein einfaches Mineralienpräparat wirkt wahre Wunder bei Malaria, Aids und vielen anderen Krankheiten

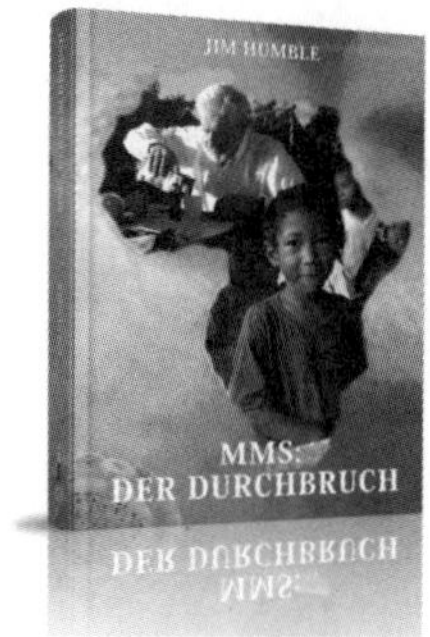

Jim Humble, ein amerikanischer Erfinder, behauptet, ein Mittel entdeckt zu haben, dessen Anwendung schier Unglaubliches verspricht: Viele der großen Krankheiten der Menschheit sollen durch sein Präparat mit dem Namen MMS besiegt werden können. Dabei ist MMS kein Medikament, sondern ein Mineralienpräparat, das jeder selbst herstellen kann.

Dieses Buch enthält alles, was Sie wissen müssen, um Jim Humbles Präparat verantwortlich einzusetzen: Die Geschichte seiner Entdeckung, eine Anleitung zur Herstellung, wissenschaftliche Quellennachweise zur Wirkungsweise und viele Fallbeispiele.

349 Seiten ISBN 978-3-9814098-7-1 24,- €

Das Große Gerson Buch

Die bewährte Therapie gegen Krebs und andere Krankheiten

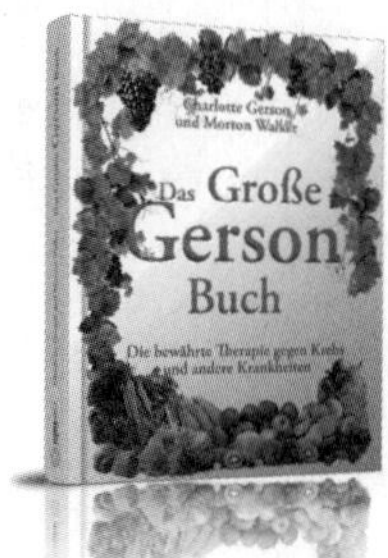

Krebs. Gelbsucht. Migräne. Arthritis. Herz-Kreislauf-Erkrankungen. Emphyseme. Seit Jahrzehnten betrachtet die orthodoxe Medizin diese chronischen oder lebensbedrohlichen Krankheiten als unheilbar. Aber jetzt bietet die Gerson-Therapie Hoffnung für alle, die auf Besserung all dieser und vieler anderer Krankheiten hoffen. Trinken Sie sich einfach gesund!Als eine der ersten alternativen Therapien überhaupt hat die Gerson-Methode im Lauf der letzten 60 Jahre Tausende von Patienten geheilt. In dieser wegweisenden und neu überarbeiteten Ausgabe enthüllen Charlotte Gerson und der medizinische Journalist Morton Walker noch weitere, bisher nicht beschriebene Heileffekte von organischen Früchten und Gemüsen. Das Safttrinken nach Gerson kann nicht nur die Effekte vieler degenerativer Krankheiten zurückbilden es kann auch Leben retten. Die Gerson-Therapie zeigt Ihnen: wie Sie Krebs besiegen können, indem Sie die Chemie Ihres Körpers verändern; spezielle Entsaftungstechniken für maximale Heilerfolge; wie Sie Allergien, Übergewicht, Bluthochdruck AIDS, Lupus und andere Krankheiten bekämpfen. Dieses einzigartige Werk wird für jeden, der es anwendet, eine Quelle der Inspiration und der Hilfe sein. Die Gerson-Therapie bietet eine mächtige Heilungsoption, die den Test der Zeit bestanden hat. Sie kann auch für Sie funktionieren!

612 Seiten ISBN 978-3-9814098-4-0 24,- €